Way of the Shaman

薩滿之路

進入意識的時空旅行，迎接全新的身心轉化

麥可·哈納 Michael Harner / 著
達娃 / 譯

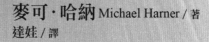

推薦序一——薩滿回歸的時代

——凱文・唐納（Kevin Turner），薩滿研究基金會亞洲地區執行長
http://www.shamanism-asia.com/zh/shamanism/

《九歌》之六〈少司命〉

秋蘭兮麋蕪，羅生兮堂下。綠葉兮素枝，芳菲菲兮襲予。夫人自有兮美子，蓀何以兮愁苦？秋蘭兮青青，綠葉兮紫莖。滿堂兮美人，忽獨與余兮目成。入不言兮出不辭，乘回風兮載雲旗。悲莫悲兮生別離，樂莫樂兮新相知。荷衣兮蕙帶，儵而來兮忽而逝。夕宿兮帝郊，君誰須兮雲之際？與女沐兮咸池，晞女髮兮陽之阿。望濘美兮未來，臨風怳兮浩歌。孔蓋兮翠旍，登九天兮撫彗星。竦長劍兮擁幼艾，蓀獨宜兮為民正。

——屈原

薩滿不是宗教，而是一組運行於靈性世界的實用方法。

中國的祕教、醫學與武術裡，都有薩滿的足跡。道教承接了許多古老的薩滿運作。太極拳可能源起於薩滿召喚靈性存有力量的儀式之舞。功夫武術中的虎拳、鶴拳、猴拳及龍拳，則可能改編自古中國及中亞薩滿的力量動物之舞。古中國薩滿的甲骨文與貝殼占卜，是知名《易經》的前身。星象學的發展，則是薩滿進行薩滿旅程（shamanic journey）到各星系的結果。

在中國歷史之初，薩滿是主要的醫療提供者。中醫裡的針灸、草藥及其他醫療方法原理，都是根據流貫於人體與植物內的無形能量，而那無形的能量是由薩滿看見的。商朝的薩滿在意識轉換下，可以透過薩滿軸心行走於三個世界（上部世界、中部世界與下部世界），而那軸心與中醫經典之作《黃帝內經》之〈靈樞〉同名。薩滿文化經由這些傳統延續至今，而現在是薩滿回歸現代社會的時候了。

「麥可．哈納被公認為世界上教導薩滿的先驅，對於學術及世界皆有深鉅影響。」

——羅傑．沃爾許（Roger Walsh）和查爾斯．葛柏（Charles S. Grob），《高等智慧》（*Higher Wisdom*）

自一九七九年開始，前身為薩滿研究中心的薩滿研究基金會（The Foundation for Shamanic Studies），是世界上最早開始提供薩滿訓練課程及療癒的組織。基金會的課程，是根據人類學家麥可・哈納經過廣泛及跨文化的調查、實證及個人練習之後，創立、研究及發展「核心薩滿」（core shamanism）為基礎。核心薩滿是專為現代人量身打造，目的是在協助現代人將薩滿及薩滿療癒，成功的運用在日常生活中。這個系統教導的是宇宙性或接近宇宙性的薩滿原則及特質——進入薩滿旅程至其他世界——而非任何特定文化的變化或延伸。

因為在好幾世紀前，現代社會就已失去了有關薩滿的知識，所以基金會的核心薩滿課程是在協助現代人透過高品質的工作坊或訓練課程，找回屬於自己的靈性傳承。核心薩滿的訓練包括教導學生運用典型的薩滿技巧，例如藉由聲音的引導，尤其是透過相同節奏的鼓聲，來轉換他們的意識狀態，以發掘出內在的靈性資源，轉化他們的生命，並學習如何協助他人。

薩滿研究基金會的計畫，也包括了輔導原住民族尋回自己失落的薩滿知識。一旦受到邀請，基金會將派遣一個團隊，協助原住民族重新與他們的祖靈或指導靈連結，接受祖靈或指導靈的教導，團隊在完成使命後便離開。這個基金會至今已經受到世界各地不同地區的原住民族邀約，如歐亞大陸的北極區、加拿大及中亞等。

當原住民族的薩滿傳統遭受到威脅時，基金會將指任族裡的年長薩滿為「薩滿人間活寶」，提供他們一生的生活津貼，讓他們可以將寶貴的薩滿知識傳承給自己的族人。基金會也為了未來的世代保存很多珍貴的薩滿知識檔案，「薩滿知識保存所」儲藏大量有關薩滿的歷史文件、書籍、視聽紀錄與古文物。薩滿研究基金會是一個非營利的公共慈善與教育組織，所以募款、工作坊與其他活動的收入，都用來支持上述及基金會其他的計畫。

麥可．哈納博士常提到靈性自主權的回歸，以及靈性民主時代的來臨。從新加坡、台北到東京，亞洲人正體驗這嶄新的靈性自主權，有能力進入薩滿旅程，到另一世界尋找智慧與療癒的力量。我很榮幸能以薩滿研究基金會亞洲地區執行長的身分，將哈納博士與基金會的工作帶到亞洲，並與大家分享。

推薦序二——找回屬於自己的靈性傳承

——陳貞攸（Michelle），核心薩滿實踐者

「薩滿」一詞雖來自西伯利亞的通古斯語（Tungus），但薩滿運作的足跡遍布世界各地。薩滿不是一種宗教，而是一套仰賴個人體驗的知識系統。在一些文化裡，薩滿實踐者被稱為「先知」、「巫師」、「魔法師」等，但無論使用那一個名稱，薩滿實踐者必須「能依自己的意願進入意識轉換狀態，藉此與非尋常世界溝通，並且運用從非尋常世界取得的知識和力量，幫助他人」。麥克·哈納博士認為要辨別一個人是不是薩滿，只需要問兩個問題：第一，他是否可以旅程到其他世界？第二，他能不能創造療癒奇蹟？

薩滿本身就很難解釋了，那核心薩滿又是什麼呢？它近乎沒有儀式、缺乏華麗道具與說詞，核心薩滿課程真的只能親身體驗。就如同旅行一般，旅者可以口若懸河道出某處的精彩、美

麗，但如果沒有親身去體驗，讀者還是很難感同身受。基本上，核心薩滿教導的是宇宙性的薩滿法則與運行方式。薩滿研究基金會的創始者——麥可．哈納博士，歷經了數十年的人類學學術及田野調查研究，確認了世界各地的原住民族雖然有著多元的儀式傳承，但內在的靈性核心架構和運作卻有驚人的相同之處。這是一個不可思議的結論！

長期以來，我們習慣聚焦於人與人之間的差異，可能是人種、國籍、教育或語言等，透過這些不同的分類，我們確定自己的角色與定位。但哈納博士的發現告訴我們：我們之間真的沒有那麼不同，最起碼人類祖先所認知的宇宙世界、身心靈的互動關係，以及療癒的本質都是類似的。透過相同的核心，任何人都可以踏著與遠古祖先一樣的步伐，去拜訪靈性的源頭，找回原來就屬於自己的靈性傳承。我們不再需要中間的人為媒介，因為透過親身體驗，才能獲得薩滿知識；透過行走於不同世界，我們與慈悲的靈性指導靈直接相遇；透過意識狀態的轉換，我們領悟靈魂永生，也學習更珍惜現在的自己，願意為這地球盡一份心力。從學習自我負責中，我們領悟到真正的自由。

說到核心薩滿，就一定要提這項課程背後的推手——薩滿研究基金會。該基金會是非營利的教育與慈善機構，其目的是為了地球及她的居民，保存、研究及教導薩滿知識。感謝基金會這幾十年來在這薩滿知識快速失去的年代裡，積極的進行跨文化的研究、薩滿教育的推廣、薩滿長老的保護，以及協助那些有意願復興自身薩滿傳統的部落，讓古老智慧得以延續，讓後代子孫因而受惠。

非常高興薩滿研究基金會的創始人——麥可·哈納博士，其經典的薩滿著作《薩滿之路》的中文版即將上市。核心薩滿開啟的是一趟精彩的冒險。這本書將提供你這趟冒險的理論與守則。閱讀此書，你將學會如何掌舵、看地圖。之後，就完全看你自己了。祝福每位讀者，都有自己的愉快薩滿旅程！

目錄

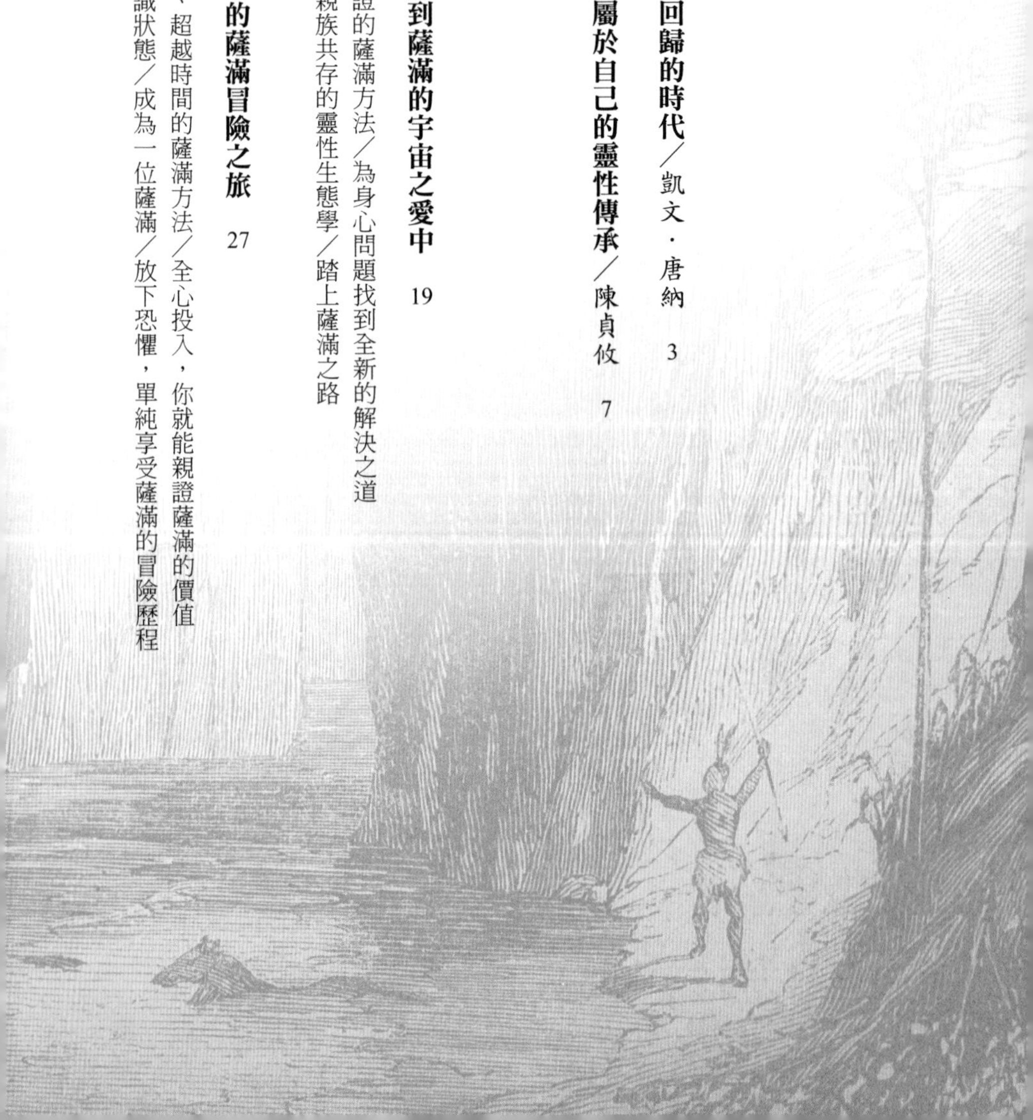

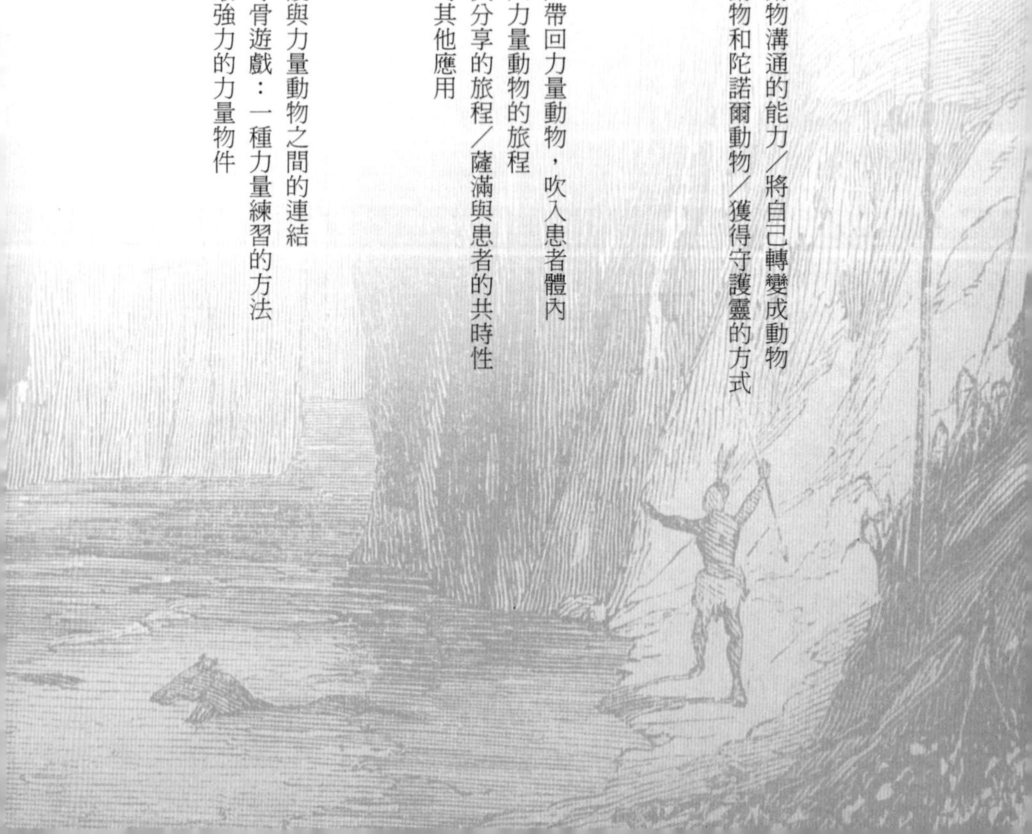

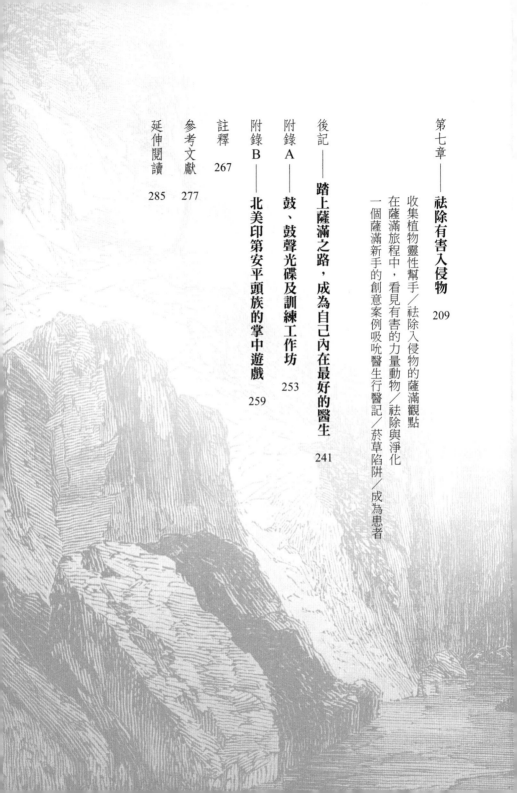

致姍德拉、泰瑞和吉姆

致謝

非常感謝以下各方提供版權使用權：經作者大衛・克勞提爾（David Cloutier）及Copper Beech Press授權©一九七三年版權再印的《靈啊！靈啊！薩滿之歌》（*Spirit, Spirit: Shaman Songs*）。經作者愛倫・梅里安姆（Alan P. Merriam）及美國民俗協會（American Folklore Society）授權©一九五五年版權再印，原刊載於《美國民俗期刊》（*Journal of American Folklore*）一九五五年第六十八期〈印第安平頭族掌中遊戲〉（The Hand Game of the Flathead Indians）。最後，我要向布魯斯・沃治（Bruce Woych）、凱倫・西亞帝克（Karen Ciatyk）提供的研究助理工作，和編輯約翰・勞頓（John Loudon）及我的妻子姍德拉・哈納（Sandra Harner）所提供的建議表示感謝。

「……原住民藥師（medicine-men），絕對不是無賴、江湖郎中或不學無術的人，他們擁有高度智慧。他們選擇超越一般成年男子會選擇的祕密生活——要跨出這一步，意味著要有紀律、心智鍛鍊、勇氣和堅忍不拔的毅力……他們令人景仰，往往擁有非常卓越的人格特質……他們的社會地位崇高，且族群的心理健康狀態大部分是取決於族人對藥師力量的信心……他們據稱擁有的超自然力量，不可被隨便稱為粗糙的魔術或『裝模作樣』，因為他們之中有許多人擅長人類心智的運作方式，心智對身體以及心智對心智的影響。」

——已故澳洲人類學家艾爾金（A.P. Elkin），《高學識的原住民》

（*Aboriginal Men of High Degree*, 1945:78~79）

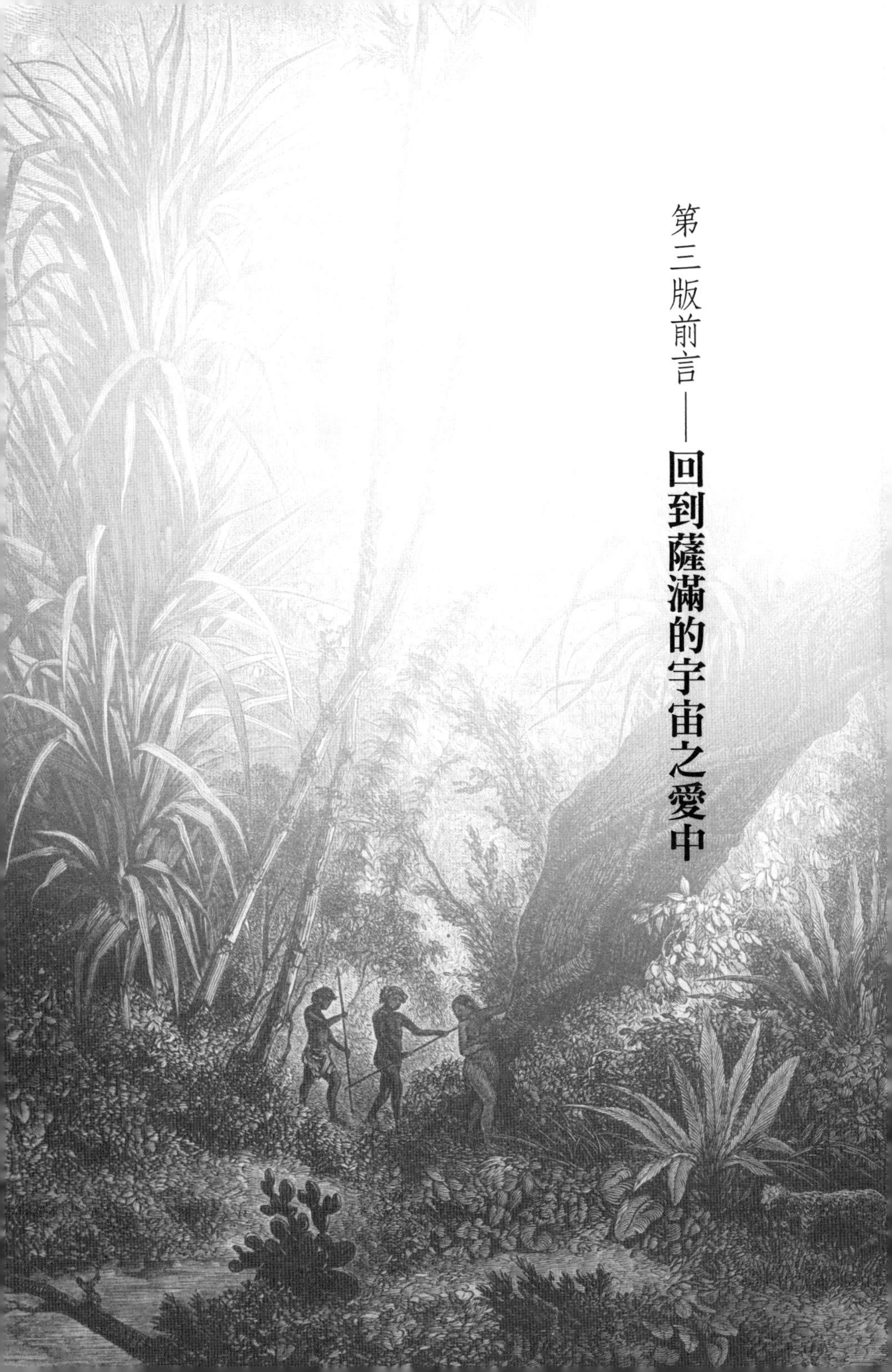

第三版前言——回到薩滿的宇宙之愛中

這本書的初版付梓至今已經十年[1]，這些年對薩滿復興來說，是一段相當輝煌的日子。在這之前，由於部落人民及其古老文化受到傳教士、殖民、政府及商業活動的衝擊，薩滿正快速的在地球上消失。然而，在過去十年中，薩滿以驚人的力量回到人類生活中，就連紐約和維也納這些西方「文明」的都市堡壘，也不例外。這股復甦潮的湧現其實相當隱微，乃至大多數民眾可能根本還不知道有所謂薩滿的存在，更別說是察覺到它的重返。儘管如此，仍然有另一群人，在美國海內外快速增加了成千上萬，不僅接受了薩滿，還將薩滿融入個人日常生活的一部分。[2]

親身實證的薩滿方法

由於薩滿的復甦使許多在外旁觀的人感到困惑，因此，我想在此提出幾個促使薩滿復甦的要素。人們對薩滿的興趣與日俱增的原因之一，是許多受過教育、有能力思考的人，已經揚棄了信仰年代（the Age of Faith）。他們不再依賴教會的教義和權威當局來為自己提供有效證據，證明靈性領域，甚至是靈的存在。互相矛盾的二手或三手軼事，來自過去和遠方受到文化牽引的宗教經典，這些都不再足以做為個人存在的範型。他們要求更高水準的證據。

「新時代」（New Age）某些部分也可歸為科學時代（the Age of Science）的支脈，它將兩個世紀以來，在嚴謹科學方法的運用下所產生的範例，帶入個人的生活中。這些科學時代的孩子

（包括我自己），對現實的本質與極限，寧可擁有屬於自己的第一手親身實證過的結論。薩滿為這些個人的實證提供了執行的管道，因為它是一種方法，而非宗教信仰。

科學時代創造出迷幻藥（ＬＳＤ）。許多接觸薩滿的人，都曾經透過非正式的致幻性藥物的「經驗」來進行「實驗」。事後發現找不到可以為這些經驗定位的架構或準則，他們想在卡洛斯．卡斯塔尼達（Carlos Castaneda，譯註：祕魯裔美國作家和人類學家，以唐望書系列而著名，書中記載了他拜印第安人薩滿巫士唐望為師的經歷。）的書和其他書籍中，為自己的經驗找到指引的地圖，最後才意識到神祕的製圖法原來就在薩滿之中。

科學時代也創造出大量的瀕死經驗（near-death-experience，簡稱ＮＤＥ），這是因為最新的醫藥科技，使數百萬美國人得以從臨床上已經定義為死亡的狀態中被救活。雖然瀕死經驗並非事先計畫的，但結果不僅檢驗並往往改變了瀕死經驗存活者，過去對現實和靈性存有的假想。於是這些人也開始搜尋地圖，並且在尋找的過程中，轉向古老薩滿的方式。

為身心問題找到全新的解決之道

薩滿的方式，需要的是專注力與目的性的鬆緩紀律（relaxed discipline）。一如多數的原住民部落文化，現代薩滿通常會使用單調的打擊聲進入「意識的轉換狀態」（altered state of consciousness）。這種典型不使用藥物的方式非常安全。參與者若是無法保持專注與紀律，只會返回正常的意識狀態，不像致幻性藥物，必然會經過一段意識狀態轉換的時期。

除此之外，典型薩滿的方式成效快得驚人，幾小時之內就能獲得人們或許要花上幾年時間靜心、祈禱或吟頌才能取得的經驗。單就這個理由，薩滿就非常適合現代人忙碌的生活方式，正如它也很適合愛斯基摩人（因努伊特人）一樣，因為他們白天的時間全都用來執行為了生存必須完成的工作，夜晚就可用來進行薩滿活動。

促使薩滿復興的另一個原因是全人健康（holistic health）取向這幾年的發展，這種取向積極透過心智的力量來協助療癒、維護健康。許多在全人健康領域的新時代修煉（practice），展現出人們正透過新的實證，重新發現過去在部落和民俗療法中廣為人知的方法。薩滿是一種系統，它能讓這個古老知識具體的呈現，因此有越來越多人，在為身心—情緒等健康問題尋找新的解決之道時，開始注意到薩滿。[3] 薩滿長期以來使用的某些特定技巧，例如：改變意識狀態、減壓、想像、正向思考，以及求助於非尋常資源（nonordinary sources）等，都在現代的全人健康照護中被廣泛運用。

與地球親族共存的靈性生態學

薩滿在今天會引起廣大興趣的另一個原因，是薩滿是一種靈性生態學（spiritual ecology）。在全球環境危機四起的此刻，薩滿提供了以人為本的「偉大」宗教所欠缺的：那對地球上其他存在，以及地球本身的尊敬和靈性上的溝通。對薩滿來說，這並非單純的崇拜大自然，而是雙向的靈性溝通，藉此重建人類祖先過去與偉大的靈性力量和美麗的地球花園曾經擁有，如今卻已失落的連結。正如已故的傑出薩滿及比較宗教研究學者米西．伊利亞德（Mircea Eliade）所指，薩滿是最後一群能與動物對話的人類。[4] 確實如此，我還要更大膽的說，他們是最後一群能和大自然全體，包括植物、溪流、空氣與石頭對話的人類。我們靠狩獵採集生活的老祖先，深諳環境掌控生死的力量遠甚於人類，因此認為與大自然的溝通是生存的必要條件。

如今，我們也開始察覺，環境具有比我們還大的力量，足以掌控我們的生死。我們在極度粗暴無情的摧毀地球上其他物種，破壞空氣、水和土地的品質之後，才遲緩的重新察覺到，人類這個物種的終極存活，必須仰賴對整個星球與環境的尊重。然而，只有尊重是不夠的。我們需要以親密且充滿愛的方式，與「所有親族」（all our relations）溝通，這是北美洲的拉柯塔族（Lakota）的用語，我們不能只和人類一族交談，還要與動物族、植物族及所有的環境元素，包括土壤、石頭和水進行溝通。事實上，在薩滿的觀點中，我們周遭存在的並非「環境」，而是親族。

踏上薩滿之路

今天，從蘇黎世到奧克蘭，從芝加哥到聖保羅，人們再度踏上古老薩滿的途徑，通常是透過鼓圈或定期聚會的練習與療癒團體的形式。這些都是自主性的團體，一如薩滿自遠古以來的方式，在小社群裡學習，幫助自己也幫助他人。如今，這些非正式的社群，已成為國際大社群的一部分，社群裡並沒有階級教條，就如同在古老部落的時代一樣，個別的薩滿旅人（shamanic journeyer）必須親自去發現靈性權威是直接存在於「非尋常世界」（nonordinary reality）之中。

鼓圈通常一週或兩週在夜間聚會一次，成員從三人到十二人不等，引導者和鼓手由成員輪流擔任。透過合作方式，參與者不僅協助現場擊鼓，也為彼此和親友們執行薩滿工作。

還有一些人獨自運作，不屬於任何鼓圈，他們可以用光碟機、耳機、專為薩滿旅程設計的鼓聲光碟等。若是使用得當，錄音的鼓聲也能產生驚人的效果（詳見附錄A）。光碟搭配其他科技和各種方法，也可以運用在所謂「薩滿諮商」（shamanic counseling）的問題解決系統上。[5]

這些新的薩滿實踐者在運用本書，以及我在薩滿訓練工作坊中所強調的核心薩滿或基礎薩滿的技術時，並不是在「假扮印第安人」，而是在走向部落薩滿自古以來就持續造訪的，那個能為我們揭露一切的靈性源頭。他們不是要假裝成為一位薩滿；他們在過程中，如果為自己和他人達到薩滿工作的成效，他們就是真正的薩滿。他們的經驗是真實的，和沒有文字的部落文化中的薩滿描述的內容，在本質上是可互相交換的。他們所做的薩滿工作內容是一樣的，人的身心靈也是一致的；不同的，只是文化背景。

在實踐薩滿的旅途上，他們發現許多人所描述的「實相世界」（reality），只觸及宇宙宏偉、力量與奧祕的表層而已。這些新的薩滿實踐者在經歷與重述自己的經驗時，往往會狂喜到流淚。他們以同理之心與經歷瀕死經驗的人交談，在他人感到絕望之處看到希望。

他們發現隱藏在宇宙中無與倫比的安全感和愛之後，往往會產生轉變。在旅程中不斷經驗和遭遇到的宇宙之愛，越來越頻繁的出現在他們的日常生活中。他們就算是單獨一人，也不會覺得孤獨，因為體會到：我們從來就不曾是孤身一人。如同西伯利亞的薩滿所說：「一切存有，皆活著。」無論走到哪裡，他們都在生命、親族的環顧之中。他們已回到薩滿家族永恆的社群中，不再受空間與時間疆界的限制。

麥可・哈納
紐渥瓦克，康乃狄克州（Norwalk, Connecticut）
一九九〇年春天

前言——享受古老的薩滿冒險之旅

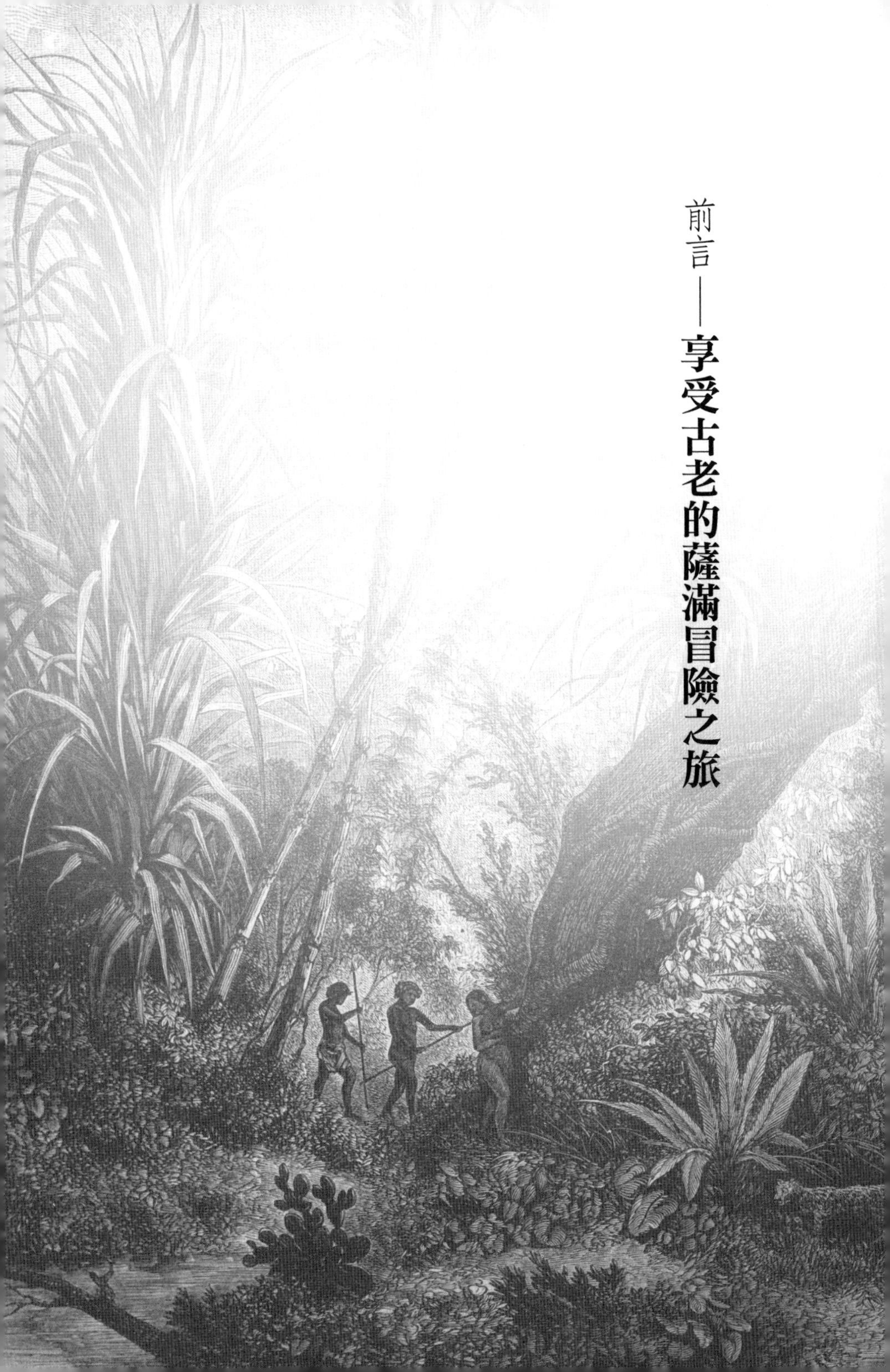

薩滿（shaman）——「文明」世界所謂的「藥師」及「巫醫」——是一群守護者，守護著一套卓越的古老技術，運用這些技術來成就和維護自己與部落成員的健康，並進行療癒工作。即使各個族群在文化的其他層面差異很大，彼此之間相隔了高山大海，年代相差了數千萬年，薩滿的運作方式在世界各地都展現出驚人的相似度。

跨文化、超越時間的薩滿方法

這些所謂的原始部族，並沒有先進的醫藥科技，因此他們有絕佳的理由積極發展非科技的人類心智能力，用來促進整體健康和療癒。薩滿的運作方式在本質上展現的一致性，說明各地的人們在經歷嘗試與錯誤之後，都得到了相同的結論。

薩滿（shamanism，編按：這個字過去一直被譯成「薩滿教」，但它並非指某種特定的宗教或信仰。為了釐清觀念，本書將具有薩滿精神的經驗和行動都稱之為「薩滿」。），是一趟精彩的心智與情感的冒險，薩滿療癒師（shaman-healer）和患者都必須一起參與這趟旅程。薩滿透過自己英雄式的旅程與努力，來幫助他的患者轉換「尋常世界」與「非尋常世界」的定義，這也包括了對他們自己「生病」的定義。薩滿會讓他的患者知道，在對抗疾病與死亡的掙扎中，無論是在情緒或精神上，他們一點都不孤單。一位薩滿分享自己獨特力量的同時，在深層意識上，也是在告訴他的患者，還有另一個人類願意犧牲自己來幫助他們。薩滿的自我犧牲，在患者身上召喚出同等威力的情感投入，那是一種要與薩滿並肩作戰來拯救自己的義務感。關心與療癒於是相隨相行。

今天，我們發現即使是近乎奇蹟的現代西方醫學，也不見得能有效的完全解決患者或想要避免生病的人遭遇到的所有問題。越來越多專業醫療人士及患者正在尋找輔助性的替代療法。許多健康的人也展開個人實驗，想找到維持健康的可行替代方案。在這場實驗中，不論是門外漢或專業醫療人士，往往都無法區分出什麼才是真實有效的。相反的，薩滿的古老方法已歷經了時間的考驗；事實上，薩滿的運作接受考驗的時間之久遠，是精神分析及各種精神治療都難望項背的。本書的目的之一，就是要幫助現代西方人於有史以來第一次，在追尋現代科技醫療之輔助做法的旅程中，從這門知識中獲益。

透過運用本書描述的方法，你將有機會獲得薩滿力量的經驗，並藉此幫助自己和他人。我在北美洲及歐洲舉辦的薩滿力量與療癒訓練工作坊中，學生們的表現一再顯示出，多數西方人很容易就能接受薩滿運作的基本原則。這個古老的方法如此強而有力，能深入人類心智；以至於人們平日的文化信仰系統和對實相世界的臆想，在這裡都變得無關緊要。

全心投入，你就能親證薩滿的價值

或許有人會質疑，光是透過看書就學得來薩滿嗎？某種程度上，這是個很合理的疑問，因為薩滿經驗最後只能透過個人的經驗才能取得。不過，你得先學會方法之後，才能運用經驗。學習的方法很多，例如，上亞馬遜地區的科尼波族（Conibo）認為，「跟樹學習」更勝於向另一位薩滿學習。西伯利亞原住民相信死亡／再生經驗，往往是薩滿知識的主要來源。在某些沒有文字的文化中，有些人是自發性的回應了薩滿的「召喚」，卻不曾接受任何正式訓練；有些文化則是要在從事薩滿修煉的薩滿的指導下，接受一天到五年或更長久的訓練。

在西方的文化中，多數人根本不認識任何薩滿，更別說要接受某位薩滿的訓練。然而，因為我們活在一個有文字的文化中，所以你並不需要以學徒的身分開始學習；文字的引導，也能提供相當重要的資訊。儘管一開始，透過書來學習基本的薩滿技術，感覺很奇怪，但也請堅持下去，你的薩滿經驗將會親證其價值。當然，就像任何一種學習，能和專家一起直接工作，會有很大的幫助。因此，想要擁有這類經驗的人，可以去參加訓練工作坊（見附錄A）。

對薩滿來說，保持個人的力量對身心的健康十分重要。本書將會介紹一些可重建與維護個人力量的基本薩滿運作方式，以幫助其他弱病者或傷者。這些技術簡單而有力，運用上也不需要具備「信念」或去改變你在尋常意識狀態中對實相世界的認知。確實，這個系統通常甚至不需要你在無意識心智上的改變，而只是喚醒原本已存在的。不過，儘管這些基本薩滿技術很簡單，相較之下很容易學習，要達成有效的薩滿工作，仍需要保持良好的自律，並且要全心投入。

薩滿意識狀態

在進行薩滿修煉的時候，你會在我所謂的尋常意識狀態（Ordinary State of Consciousness）和薩滿意識狀態（Shamanic State of Consciousness）之間遊移。想要了解類似卡洛斯．卡斯塔尼達所說的「尋常世界」（ordinary reality）及「非尋常世界」（nonordinary reality），這些意識狀態是理解的關鍵。我們可以用動物來說明這些意識狀態的差異。龍、獅鷲和其他動物在尋常意識狀態下，被當作神話動物；在薩滿意識狀態中是「真實的」。在尋常意識狀態中，「神話」動物的概念很合理也適用於生活中；而在薩滿意識狀態經驗中，既不必要也不適用。尋常意識狀態的人所謂的「幻想」（fantasy），在薩滿意識狀態中則是確實的經驗。反之，一個人在薩滿意識狀態中所接收到的尋常意識狀態，對薩滿意識狀態來說則是幻覺。兩者都正確，只不過是各從自身特定的意識狀態出發。

一位薩滿具有可以隨意在兩種意識狀態間移動的優勢。他可以處在非薩滿的尋常意識狀態中，真誠的從這個觀點認同實相世界的本質。然後返回薩滿意識狀態，獲取那些描述處在薩滿意識狀態經驗者的第一手證詞。

對自身感官感受的觀察，正是從經驗為現實下定義的基礎。然而至今還沒有人，即使是尋常世界中的科學，能夠毫無爭議的證實，我們只有一個意識狀態可以獲得令人信服的第一手觀察資料。在薩滿意識狀態中，尋常世界是個神話；在尋常意識狀態中，非尋常世界是個神話。要毫無偏見的評斷相對意識狀態中經驗的確實性，實在非常困難。

某些人對卡斯塔尼達的作品，在情感上報之以深層的敵意，要想了解這個現象，必須先記得這種敵意包含了上述的偏見，這是出自於不同文化間的種族優越感。不過在這個案例中，根本問題不在於某人在文化上的經驗太狹隘，而是在意識上的經驗太狹隘。對非尋常世界最具偏見的人，是從未經歷過非尋常世界的人。這可以被稱為認知優越感（cognicentrism），可以說是一種意識上的種族優越感。

要進一步解決這個問題的方式，或許是需要有更多人成為薩滿，以自己的方式親自去體驗薩滿意識狀態。這些薩滿們，就能對從來不曾進入非尋常世界的人溝通自己的認知。薩滿方法在其他文化中施行了非常久遠的時間，就像是人類學家的角色。人類學家透過參與觀察其他文化，能與那些視異文化為陌生、不可理解或劣等的人溝通，向他們說明自己對異文化的理解。

人類學家教導人們要先認識自身文化對現實的假設，以試圖避開種族優越感的陷阱。西方的薩滿們，也能以類似的方式來面對認知優越感。人類學家將這堂課稱為文化相對主義。西方薩滿們在某種程度上可以創造出一種認知相對主義。日後，當人們體驗過薩滿意識狀態，而完成其經驗知識的架構後，對此現實的假設或許就能獲得尊重。到時，時機或許就足夠成熟，可以在尋常意識狀態的條件下，對薩滿意識狀態經驗進行不具偏見的科學分析。

有些人會爭辯說，人類之所以把生命中絕大部分醒著的時間花在尋常意識狀態上，是天擇下的自然傾向；因為這才是真正的現實。除了睡眠之外，其他的意識狀態是會干擾人類生存的脫軌狀態。換句話說，這種主張可以用來辯稱我們以平常方式感知現實，是因為這對生存來說是最好的方式。但近來先進的神經化學研究顯示，人類大腦中存在著自己的意識轉換物質，包括二甲基色胺（dimethyltryptamine）等致幻劑。[1]若真如天擇論所描述的，那麼其他的意識狀態似乎就不可能存在，除非改變意識狀態的能力也能對生存帶來某種利益。從這個角度看來，大自然本身已經做出決議，也就是轉換過的意識狀態有時會比尋常狀態更好。

西方人才剛開始體認到，心智狀態對於過去經常被視為純「生理」能力的重大影響力。在緊急情況下，一位澳洲原住民薩滿或一位西藏喇嘛可以進入「快速旅行」狀態——一種出神狀態（trance）或薩滿意識狀態的技術，能夠以很快的速度長程奔馳——這顯然是一種求生技能，而且就定義上而言，這在尋常意識狀態中是不可能達成的。[2]

同樣的，我們現在已經知道許多頂尖運動選手在創造巔峰紀錄時，會進入意識轉換的狀態。總括來說，宣稱在任何情況下，只有某單一意識狀態才是最好的狀態，並不恰當。長久以來，薩滿們知道這樣的假設不僅是錯誤的，而且會對身心健康帶來危險。薩滿們透過累積了數千年的知識和自身的經驗，知道什麼時候是改變意識狀態最佳且必要的時機。

在薩滿意識狀態中，薩滿們不僅會經歷到在尋常意識狀態中不可能有的經驗，更會身體力行。就算哪天證實薩滿在薩滿意識狀態中，經歷的一切純粹是頭腦的想像，也不能削減這個經驗的真實性。甚至可以說，這樣的結論意味著薩滿的經驗和行為並非絕對不可能。

成為一位薩滿

本書提供的練習，呈現的是我親自向南美及北美印第安人學習到的，某些千年之古的薩滿運作方式的精華及詮釋，還補充了人類學文獻，包括來自其他洲的資訊。我將這些運作方式做了調整，使西方讀者無論在宗教或哲學信念上的取向為何，都能將這些技術運用在日常生活中。這些方法適用於健康的人，也適用於「失魂落魄」或生病的患者。從薩滿的觀點來看，在生命中的任何狀態下，個人力量是健康的基礎。

要能夠有效受惠於這本書，你必須仔細確實的依照書中介紹的順序來進行這些練習或經驗。在還沒有成功完成前項活動之前，不要嘗試下個練習。有時候，一個人有可能在幾天之中就完成所有階段，但大多通常需要花上幾週或幾個月的時間。重點不在於速度，而是在於持續不斷的親自練習。只要能夠持續自律的練習你所學到的方式，你就是處在成為薩滿的旅程中。要到什麼程度，你才會成為薩滿呢？只有，你曾經以力量和療癒幫助過的人，才能授與你這樣的地位。換言之，當你的薩滿工作的成功得到肯定時，你就是一位薩滿了。

你將有機會發現到在完全不使用藥物的狀態下，也可以透過典型薩滿方式改變你的意識狀態，進入薩滿的非尋常世界之中。在薩滿意識狀態中，你或許會成為一位「先知」（seer），親自步上有名的「薩滿旅程」，取得關於隱密宇宙的第一手知識。你也可以學會如何在這個旅程中，運用遠勝於西方心理學、醫藥和靈性教導的古老方式，為療癒和健康帶來效益。此外，你也會學到非旅程式的方法，藉此來維持與改善個人力量。

放下恐懼，單純享受薩滿的冒險歷程

西方人第一次接觸薩滿活動時，往往會有恐懼感，這情況並不罕見。然而在我見過的每個案例中，這股焦慮感很快就會被探索的心情、正面的興奮和自信心取而代之。難怪「狂喜」（ecstasy）一詞經常被用來描述薩滿的「出神狀態」或薩滿意識狀態，以及欣喜揚升狀態或瘋狂的喜悅。一如數千年來的例證，薩滿經驗是正向經驗，我也不斷的在我的訓練工作坊中目睹到同樣的經驗，來參與工作坊的人格傾向卻是形形色色。

我們可以說，進入薩滿意識狀態比做夢還安全。在夢中，你或許還無法自主的從某個不想要的經驗或惡夢中抽離。反之，當一個人主動進入薩滿意識狀態時，由於意識是清醒的狀態，因此能隨時透過意識將自己抽離薩滿意識狀態，返回尋常意識狀態。這不同於服用迷幻藥，不會因為受到藥物化學作用的時間控制而必須停留在意識轉換的狀態，因此在薩滿意識狀態中不會卡在「不好的幻覺」中。我所知道唯一與薩滿工作相關的重大危險，是社會性或政治性的。例如，在歐洲中世紀宗教法庭年代，成為薩滿顯然是危險的事，即便至今，在希瓦洛族（Jívaro）中，如果遭人控訴是「壞」薩滿或是蠱靈薩滿（bewitching shaman）——一種本書並不教導的薩滿實踐者，也會遭遇危險。

這基本上是一種現象的呈現。我不打算用精神分析或現代西方因果論來辯解薩滿的概念和做法。儘管薩滿及薩滿式療癒所涉及的因果關係，確實是個非常有意思的課題，也值得深入探討；但因果關係取向的科學研究對本書的主要目標，也就是傳授薩滿的技術來說，並不重要。在經歷與實踐薩滿做法時，西方會問的問題，就是「薩滿為什麼有效？」這其實也是不必要的問題。

剛開始進行薩滿的修煉時，請試著把任何批判性的臆測先放一邊，單純享受薩滿的冒險歷程，吸收並且練習你所閱讀的內容，然後看看這樣的探索會把你帶到哪兒。在採用薩滿方法幾天、幾週乃至幾年之後，你將會有很多時間來回顧，這些方式從西方角度看來所具有的意義。要有效的學習薩滿系統，就該運用薩滿們使用的基本概念。例如，當我談到「靈性存有」（spirits）時，我會這樣說是因為這就是體系內的薩滿們說話的方式。練習薩滿時，不需要專注於「靈性存有」在科學上的理解所指的是什麼，以及薩滿為什麼有效；思考這些問題，甚至會帶來干擾。

姑且不論人們如何質疑卡洛斯．卡斯塔尼達的書有多少虛構成分，將薩滿的冒險旅程與刺激，以及其中涉及了介紹給許多西方人的部分正統理念，他的書可說是功不可沒。本書接下來的內容將不會重複卡斯塔尼達書中提過的材料，我也不打算呈現他的理念與本書介紹的理念之間的等同之處。不過，有件事我應該提一提，就是卡斯塔尼達在書中並不強調療癒，雖然這通常是薩滿最重要的工作之一。這或許是因為他的導師唐望涉及的主要是戰士（或巫士）型的薩滿。

本書主要的焦點，是提供為健康與療癒而施做的薩滿入門手冊。關於薩滿，我還有很多內容可以寫，或許將來我會撰述，但對任何有能力和意願想開始成為薩滿的人來說，基本的重點都收錄在本書了。就和任何知識一樣，薩滿知識也可以透過不同的執行方式，運用在不同的目的上。我在此提供的是療癒者的方式，而非巫士的方式，書中的做法是以達到身心的平安、健康，以及幫助他人為目的。

最後，如果我還說得不夠明白，我得聲明，我自己也在實踐薩滿，但這不是因為我在尋常意識狀態中對它的運作方式有所理解，而純粹因為它是有效的方式。不過，千萬不要這樣就聽信了我的話，真正重要的薩滿知識是透過體驗得來的，無法從我或其他任何薩滿身上獲得。畢竟，薩滿基本上是一種策略，用以供你進行個人的修煉，並且實踐學習所得。現在，我把部分的策略提供給你，並且歡迎你加入古老的薩滿冒險之旅。

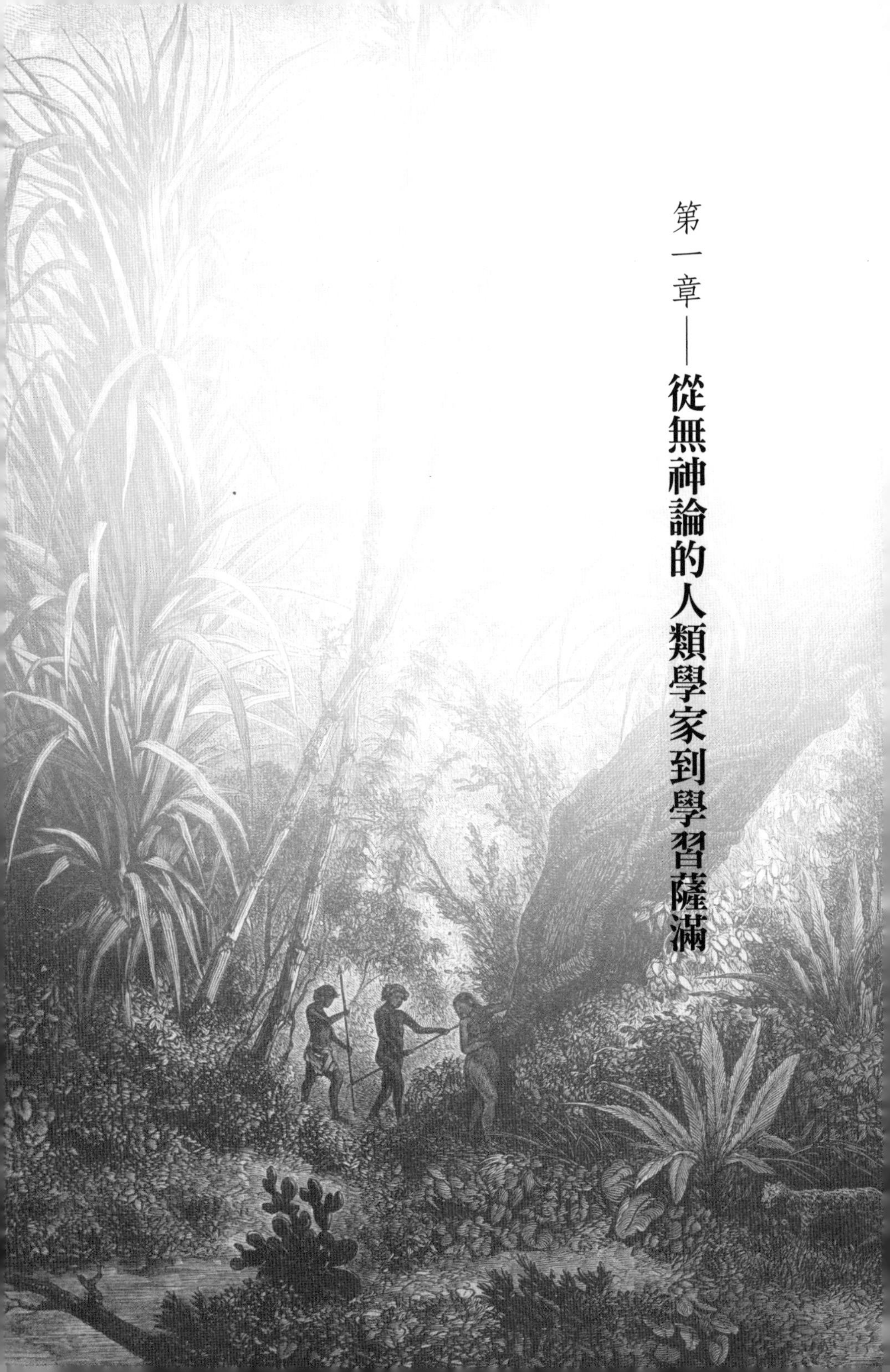

第一章——從無神論的人類學家到學習薩滿

我在一九五六至一九五七年間，第一次以人類學者的身分，長期在厄瓜多爾境內安地斯山脈東側森林中的印第安希瓦洛族——或稱為恩祖利修爾族（Untsuri Shuar）——進行田野工作。當時，希瓦洛人以如今已失傳的「縮頭術」，和仍持續存在的密集薩滿修煉法聞名。我成功的收集到大量資料，但對薩滿的世界，仍然抱持著一個旁觀者的角色。

兩年後，美國自然歷史博物館邀請我前往祕魯境內的亞馬遜地區，進行一場為期一年的探查，研究烏卡亞利河（Ucayali River）地區科尼波族的文化。我接受了，很高興有機會能對亞馬遜河上游迷人的森林文化進行更多研究。科尼波的田野調查工作是在一九六〇至一九六一年間進行。

我與科尼波族和希瓦洛族這兩次特殊的際遇，是我探索這兩個文化裡的薩滿方法的基礎。我想與你分享這些經驗，也許能將那不可思議的隱密世界中的某些訊息，傳達給薩滿探索者。

喝下死亡藤蔓

當時，我已經在座落於烏卡亞利河支流一處偏遠湖畔的科尼波村落中，住了將近一年，對科尼波文化的人類學研究進行得相當順利，但在設法發掘與宗教相關的資訊上卻一籌莫展。科尼波族人都很友善，卻不願意提及超自然現象。最後，他們說我如果真的想要學，就得喝下由有「靈魂之藤」之稱的死亡藤蔓（ayahuasca）製成的神聖薩滿藥汁。我既感到好奇又帶著不安的答應了，因為他們警告我這會是一個非常恐怖的經驗。

村裡一位親切的長老，也是我的朋友——多馬士（Tomás），隔天一早就到森林裡去砍一些死亡藤蔓。他出發之前囑咐我要斷食，只能吃清淡的早餐，而午餐得完全禁食。到了中午，他帶著足以填滿五十多公升大鍋子的死亡藤蔓和卡瓦葉（cawa）回來。熬煮整個下午，煮到只剩下約一公升的草藥汁，最後倒入舊瓶子裡冷卻。等到太陽下山，他說我們就要來喝掉它了。

印第安人把村裡的狗戴上嘴套，如此牠們就不能亂叫。他們告訴我，狗吠的噪音會讓喝下死亡藤蔓的人抓狂。孩子們也都被告誡要安靜，太陽下山之後，這個小社群就變得一片寂靜。

赤道短暫的暮色很快就由黑暗接掌。多馬士將瓶子裡三分之一的汁液倒入葫蘆碗中遞給我。每個印第安人都盯著我瞧。我覺得自己像是在希臘雅典同胞的包圍下，接過毒芹汁的蘇格拉底。這讓我想到祕魯人對死亡藤蔓的另一個稱呼——小死亡。我迅速喝下那碗味道奇怪且略帶苦味的草藥汁，等著多馬士喝下他的藥，但他卻說他決定不喝了。

族人讓我在公共屋舍巨大茅草屋頂下的竹子平台上躺下。村裡除了蟋蟀的唧唧鳴叫和遠方森林深處吼猴的嚎嘯聲之外，一片寂靜。

我抬頭凝視著一片黑暗，模糊的光線開始顯現。光線越來越強烈，越來越複雜，最後迸發成豔麗的彩色。聲音自遠方傳來，如瀑布般的沖擊聲越來越大，漲滿了我的耳朵。

幾分鐘前，我還有點失望，很肯定這草藥對我不會產生作用。此刻，水流沖刷的聲音淹沒我的腦袋，我感到下巴一陣發麻，麻木感延伸到兩側太陽穴。

頭頂上微弱的光線變得越來越明亮，逐漸交織成一片彷彿由彩繪玻璃拼成的幾何馬賽克天庭，明亮的靛紫色組成不斷擴張的屋頂。我在這片洞天中聽到水流的聲音越來越大，看見模糊的影像在移動。當眼睛似乎適應了黑暗時，移動的影像也隨之化成類似巨大遊樂園的場景，一個超自然的妖魔歡樂園。在中央，指揮所有活動，且盯著我直看的，是個咧嘴獰笑的巨大鱷魚頭，洶湧的水瀑自牠的大顎深處奔流而出。水位緩緩上升，上方的樹冠層也隨之升高，直到整個場景蛻變成單純的二元景象，藍天在上，碧海在下。所有的生物都消失無蹤了。

靈魂接引之船

我臨近水面，從這個角度看見兩艘奇怪的船前後漂盪著，穿越空中朝著我漂浮而來，越靠越近。兩艘船慢慢結合成一艘；船首是個巨大的恐龍頭，和維京海盜船很像。船中央張著方形船帆。船身在我的上方輕柔的前後擺盪，我逐漸聽見一陣有節奏的嗖嗖聲，察覺到那是一艘大帆船，上面有幾百隻槳正配合著聲音的節奏前後划動。

我也察覺到這輩子聽過最美麗的歌聲正從大帆船上傳來，無數的聲音形成一種來自天堂般的高調。我仔細看著甲板，看見為數龐大的人形，他們有冠藍鴉的頭和人類的身體，就像是古埃及石墓中彩繪的鳥頭神。在這同時，某種能量體（energy-essence）開始從我的胸膛浮起，朝船上飄去。儘管我一直以來覺得自己是個無神論者，此刻卻對自己正逐漸死去，而這些鳥頭人是接引我靈魂上船的情境，感到深信不移。靈魂持續從我的胸膛流出時，我察覺到四肢逐漸麻木。

從手腳開始，我覺得身體正慢慢變成硬邦邦的水泥，動不了，也說不出話。麻木感逐漸逼近我的胸膛，朝心臟而來，我試著開口求救，向印第安人要解藥。然而，不管我怎麼努力，就是無法有效的說出一個字。同時間，我的肚子似乎變成石塊，我也耗費了極大的力氣讓心臟保持跳動。我開始稱心臟為朋友，我最親愛的朋友，用僅存的力氣對它說話，鼓勵它繼續跳動。

我也有意識的察覺到自己的大腦，感覺到它在肉體上已分割成為四個分離而獨立的層次。在最上方的表層，是觀察者與施令者，那是身體狀態的意識所在，負責試圖讓我的心臟繼續跳動。它有所感知，但純屬旁觀者，意識著從大腦下層發散出來的影像。我感覺到緊鄰著最上層的下方是麻木層，它似乎被我喝下的藥汁給關閉了，覺得它就是不在了。再下一層是我看見的影像（包括靈魂之船）的來源。

這下子我肯定自己就快要死了。就在我試著接受命運安排時，大腦更下一層開始傳輸更多的影像和訊息。我被「告知」這些新素材之所以會呈現在我面前，是因為我正在死去，因此可以「安全的」接收這些揭示。訊息告訴我，這些祕密是保留給正在死去和已往生的人。我對於這些思緒的傳達者只有模糊的印象：許多巨大的爬蟲類生物，慵懶的靠在我後腦杓深處和脊椎的交會處，而我只能在陰沉黑暗的深處模糊的看見牠們。

來自黑色生物的啟示

接著，牠們在我面前投射出栩栩如生的場景。首先，牠們讓我看到億萬年前還沒有任何生命存在的地球。我看見一片海洋、荒涼的陸地和明亮的藍天。接著，成千上百的黑點從天而降，掉落在我面前的荒涼土地上。我看出這些「黑點」其實是閃亮巨大的黑色生物，有形似翼手龍的粗短翅膀和鯨魚般的龐大身軀。我看不見牠們的頭。牠們劈里啪啦的落下，這段旅程使牠們精疲力竭，而在地球上休息了億萬年。牠們透過某種思想語言告訴我，牠們正在逃離太空中的某種東西，到地球來是要躲避敵人。

這些生物向我展現牠們如何在地球上創造生命，好在無數的形體中躲藏，藉此隱匿牠們的存在。動植物的創造和物種形成的壯觀景象，以難以言喻的規模鮮活的展現在我面前。我得知這些恐龍般的生物存在於所有生命之中，包括人類。牠們告訴我，牠們是人類和整個地球真正的主人，我們人類只不過是這些生物的容器和僕人，因此牠們可以從我的內在對我說話。

這些從我腦袋深處湧現的揭示，和漂浮船的影像交錯出現，它就快收完我的靈魂了。載著冠藍鴉頭船員們的這艘船逐漸遠離，拉著我的生命力，朝一個兩岸荒涼殘破的大峽灣前進。我知道我只剩下片刻可活。奇怪的是，我對這些鳥頭人絲毫不覺得恐懼；只要他們能把我的靈魂留住，我很樂意讓他們取走我的靈魂。但不知怎麼的，我擔心我的靈魂恐怕無法停留在峽灣的水面上，透過某種未知的方式，我感受到並很擔心自己的靈魂會被深淵中的恐龍狀生物掌握或收回。

我突然察覺到自己獨特的人性，感受到我的物種和古爬蟲祖先之間的對比差異。我開始掙扎反抗，不願回到古代祖先之中，覺得牠們越來越陌生，可能還很邪惡。這時我的每一次心跳，都是一個浩大工程，我轉向人類求救。

我用難以想像的力氣最後一搏，勉強向印第安人發出聲音，說：「藥！」我看見他們急忙開始製作解藥，但我知道他們來不及準備。我需要一個能對抗恐龍的守護者，並瘋狂試著想像出某種強大的存在來保護我，對抗外星爬蟲生物。一位守護者出現了；在這同時，印第安人扳開我的嘴，倒入解藥。恐龍逐漸消退回低沉的深處；靈魂之船也消失了。我鬆了一口氣。

解藥快速解除了我的狀況，但並未停止讓我出現更多較淺層的影像。這些影像比較容易掌控，也很愉快。我隨意到達遠方，享受精彩的旅程，甚至遠走入銀河之中，創造出自己難以想像的建築，並很諷刺的運用了猙笑的妖魔來實現我的幻想，還常因發現自己這些冒險旅程的不搭而放聲大笑。

終於，我睡著了。

對照聖經啟示錄

我醒來時，陽光穿透棕櫚葉編織的屋頂隙縫。我仍躺在竹子平台上，聽見四周傳來早晨平常的聲音：印第安人的對話、嬰兒的哭聲和公雞的啼叫。我驚訝的發現自己感覺清新而平靜。我原地躺著，看著屋頂美麗的編織紋路，前一晚的記憶開始飄過腦海。我讓自己先暫停，不去回想起更多情境，趕忙從行李袋中拿出錄音機。在翻找行李袋時，幾個印第安人笑著對我打招呼。一位老婦人，也就是多馬士的老婆，給了我一碗大蕉魚湯當早餐，味道嚐起來出奇得好。我回到竹子平台上，急著在我忘記之前把前一晚的經驗錄在錄音帶上。

回憶工作進行得很輕鬆，只有一段出神的過程我怎麼也想不起來，呈現一片空白，就像是錄音帶的錄音被洗掉了一般。我奮戰了幾個小時，試圖想起那段經歷中發生了什麼事情，根本是以搏鬥的方式才從意識中把它找回。那些頑強的資料原來和恐龍狀生物的溝通有關，內容包括牠們對地球生命演化扮演的角色，以及牠們對包含人類在內的所有生物的內在掌控權。再度找回這份訊息讓我感到非常興奮，但也忍不住覺得自己不該把它從大腦底層帶回來。

我甚至對自己的安全產生一股莫名的恐懼，因為現在我握有的那些生物聲明，是只提供給瀕死之人的祕密。我立刻決定要將這份知識和其他人分享，如此一來「祕密」就不會只有我一個人知道，我的生命才不會有危險。我發動獨木舟的舷外馬達，出發前往附近一處美國的福音傳教站，並在中午左右抵達。

負責傳教的鮑伯和米麗夫婦，比起美國派來的一般傳教士略勝一籌，他們和藹可親、幽默又充滿悲憫之心。[1]我把故事說給他們聽。當我描述到大水從爬蟲動物的大嘴奔流而出時，他倆互看了一眼，伸手拿起《聖經》，讀起〈啟示錄〉第十二章中的這一行字：「蛇從口中吐出水來，像河一樣……」

他們解釋「大蛇」一詞在《聖經》中，和「恐龍」、「撒旦」是同義字。我繼續描述故事。當我說到恐龍狀生物從地球外的某處，因為逃離敵人，降落在地球以躲藏敵人的追擊時，鮑伯和米麗變得很興奮，再度從〈啟示錄〉中的同一章節閱讀更多經文給我聽：「在天上就有了爭戰。大米迦勒同他的使者與龍爭戰，龍也同他的使者去爭戰，並沒有得勝，天上再沒有他們的地方。大龍就是那古蛇，名叫魔鬼，又叫撒旦，是迷惑普天下的。他被摔在地上，他的使者也一同被摔下去。」

我既驚訝又好奇的聽著。反之，這對傳教士夫婦似乎很驚嘆一個無神論的人類學者，透過喝下「巫醫」給的草藥，竟然能夠揭露和〈啟示錄〉中一樣的神聖訊息。我說完故事之後，對於能夠分享自己的新知識感到解脫，卻也累壞了。我在傳教士的床上睡著了，任他們繼續討論這場經驗。

盲眼薩滿

那晚，我乘著自己的獨木舟要回到村落時，隨著馬達的噪音節奏，頭開始抽痛，痛到以為自己就要瘋了，只得用手指塞住耳朵，避免那種感覺持續下去。當晚，我睡得很好，但隔天我注意到我的頭有種痲木或壓迫的感覺。

這時候，我等不及想要向印第安人中最具超自然知識的薩滿尋求專業意見，他是一位透過飲用死亡藤蔓，多次進入靈的世界的一位盲眼薩滿。由盲人擔任我進入黑暗世界的嚮導，似乎很恰當。

我帶著筆記去到他的小屋，向他描述我所見到的一段段影像。最初，我只說重點給他聽，因此當我說道恐龍狀生物時，跳過牠們來自外太空那一段，只說：「那裡有巨大的黑色動物，很像大蝙蝠，身體比這間屋子還長，牠們說自己是這個世界真正的主人。」科尼波語中沒有「恐龍」這個字眼，因此「巨大的蝙蝠」是最接近我看到的生物的描述。

他用瞎了的雙眼直直望著我，咧著嘴說：「喔，牠們老是這樣說。其實牠們只是遠外黑暗界的主人而已。」

他若無其事的將手揮指著天空。我的腰椎感到一陣寒顫，因為我並未告訴他我在出神狀態中看見牠們來自外太空。

我非常震驚，我所經歷的一切，對這位赤腳盲眼的薩滿來說，已經是再熟悉不過了。他早已透過自己的探索得知，那個我才剛進入的同一個隱密世界。從那一刻起，我決定要盡力學習關於薩滿的一切。

鼓勵我走上這場全新追尋之路的，還有一件事。當我描述完整個經驗之後，盲眼薩滿對我說，就他所知，沒有人在第一次死亡藤蔓之旅，就遭遇且學到這麼多。

「你肯定可以成為薩滿大師。」他說。

進入與世隔絕的白人部落

於是我開始認真學習薩滿。我從科尼波族，特別學習到前往下部世界（Lowerworld）的旅程以及靈魂復原療癒（retrieval of spirits），本書稍後會對這些技術加以描述。我在一九六一年回到美國，但三年後我又來到南美洲，拜訪在一九五六至五七年間同住的希瓦洛族。這回我的任務不再是擔任人類學家，而是要親身學習如何以希瓦洛族的方式實踐薩滿。為此，我想要前往希瓦洛地區的西北角，據說那裡居住了最多道行高深的薩滿。

我先搭客機到厄瓜多爾境內安地斯山脈高地上的基多市（Quito），再搭乘一架老式容克斯三引擎機，飛抵位在安地斯山東側山腳帕斯塔薩河（Pastaza River）畔的叢林機場。我在那裡雇用了單引擎機，飛往馬卡斯（Macas），這是安地斯山腳下一處座落在希瓦洛領地內的古老白人聚落。

馬卡斯是個奇怪的村落。一五九九年，在著名的黃金賽維爾城（Sevilla del Oro）由希瓦洛族發起的大屠殺中，倖存的一小群西班牙人建立了這個村落，這裡可能是西方世界幾百年來最孤立的社區。直到一九四〇年代，一座簡便機場蓋好之前，馬卡斯與外在世界最直接的連結，只有村子西邊安地斯山懸崖上的一條滑溜步道，要困難重重的走上八天，才能抵達高地城市里奧邦巴（Riobamba）。這種孤立狀態是由一個與眾不同的白人社群一手打造出來的。即使到了二十世紀初葉，這裡的男人仍以吹箭狩獵，穿著印第安人服裝，並驕傲的宣稱他們是西班牙征服者（Conquistadores）的直系後裔。

他們也有屬於自己的精彩傳說和獨有的神祕事件。例如，有個故事是關於他們從黃金賽維爾城大屠殺撤退後，花了近百年時間才找到翻越安地斯山的新路徑。最後成功的那位祖先，至今仍透過孩子們的床邊故事被緬懷著。傳聞還有一匹配備了噹啷作響鏈子的幽靈馬，夜裡經常在村中街道走動，使村民得蜷縮在棕櫚蓋成的小屋內，任那怪物四處遊蕩。直到一九二四年，在天主教傳教士永久定居於社區後，才終止了這匹幽靈馬的拜訪。順便一提的是，當時馬卡斯地區仍然沒有任何馬匹。當地的第一匹小公馬，是在社區建立近三個半世紀後的一九二八年，才由一人從里奧邦巴扛在背上徒步背到此地。

村落的後上方，聳立在東安地斯山脈上的是白雪覆頂的桑蓋（Sangay）巨大活火山，它白天噴出煙塵，夜裡散發炙熱火光。馬卡斯人總愛說那火光是印加寶藏散發的光芒，他們聲稱寶藏被埋在桑蓋火山的斜坡中。

抵達馬卡斯的第一天，一切順利。年輕的希瓦洛嚮導在機場等著接我，人們大方好客，食物豐盛，餐點中準備的肉食量相當慷慨。由於馬卡斯人無法把牛群趕越過安地斯山，只得自己吃掉這些牲畜，因此小村落裡每天都會宰牛來吃。除此之外，他們還給我喝一種在地的冬青茶（guayusa），馬卡斯人整天喝這種茶而非咖啡。喝這茶會令人產生愉快感，因此所有在地人整天都處在略微迷幻的狀態。冬青茶容易上癮的程度，使得他們要倒給客人喝之前，會先警告對方，一旦喝了這茶，從此就會不斷回到厄瓜多爾叢林。

抵達馬卡斯當晚，我進入夢鄉時，看見鮮亮的紅彩影像出現在這馬卡斯小屋的黑暗之中。我看見非常獨特的影像：曲線圖案以令人愉快的方式相互交纏、分離、變化。接著是妖魔獰笑的小臉，這些臉也是紅色的，穿插出現在曲線圖案之中，不斷迴旋、消失又出現。我覺得自己看見的是馬卡斯的靈界居民。

突然間，一陣爆炸和晃動，我差點被摔出了板床。村裡的狗開始咆哮。影像消失了，人們叫喊著，地震撼動了大地，桑蓋火山朝暗黑的天空噴發出天然煙火。我非常不合理的堅持這次火山爆發，是那些冷笑的妖魔為了歡迎我重返叢林，並提醒我它們確實存在而製造出來的。我對自己這些荒誕的想法發笑了。

隔天，天主教傳教士讓我觀賞了他對當地史前陶器碎片的私人收藏。碎陶片上彩繪的紅色圖樣，幾乎和我前晚所見的一模一樣。

拜見薩滿阿卡丘

再隔一日的清晨，希瓦洛嚮導和我朝馬卡斯的北方前進，乘獨木舟橫越烏帕諾河（Rio Upano）後，繼續走了一整天。

夕陽西下時分，精疲力竭的我們抵達了目的地，來到位在叢林深處著名的薩滿阿卡丘（Akachu）的屋子。那晚沒有冬青茶可喝。取而代之的是一碗接著一碗的木薯啤酒、猴子肉、活生生的蠕動著如起司般美味的蠕蟲。我累了，但很高興能回到薩滿之中，最後在竹編床上沉沉睡去。

早上，阿卡丘和我正式面對面的坐在木板凳上，他的妻子們端來一碗碗溫熱的木薯啤酒。阿卡丘用紅白交織的髮帶把黑色長髮綁成馬尾，髮帶上掛著一根羽毛流蘇，幾絲灰髮參雜在黑髮中。我猜他大約六十多歲。

「我是來尋找靈性幫手斬扎剋（tsentsak）。」我解釋。

他一語不發的凝視著我，但他棕色臉龐上的皺紋似乎變得更深了。

「那是一把好槍啊，那支。」他看到了槍，用下巴指向我隨身帶來打獵用的溫徹斯特霰彈槍。他的意思再清楚不過了。接受希瓦洛族的薩滿啟蒙儀式，標準收費的起價，至少是一把前膛式霰彈槍。後膛式彈匣溫徹斯特霰彈槍的威力，遠比使用黑火藥的前膛式獵槍強大太多，因此更有價值。

「為了得到知識和靈性幫手，我給你這把槍和兩盒子彈。」我說。

阿卡丘點點頭，手指向溫徹斯特霰彈槍的方向。我拿起槍，走過去遞給他。他測試了槍的重量和平衡感，檢視了槍管。接著用力把槍跨放在膝上。

「首先，你必須先去瀑布下沐浴。」他說：「然後我們再說。」

我對他說，他要我做什麼我都會照做。

「你不是修爾族，不是印第安人。」阿卡丘說：「所以我不知道你是否能成功。但我會幫你試試看。」他用下巴指向西邊的安地斯山。「我們很快就會步上前往瀑布的旅程。」

前往神聖瀑布的朝聖之旅

五天後，阿卡丘、他的女婿桑古（Tsangu）和我，展開前往神聖瀑布的朝聖之旅。我的希瓦洛嚮導任務已經達成，早早就回家了。

第一天我們沿著蜿蜒曲折的河谷，在森林小徑往上游前進。夥伴們腳程很快，到了傍晚，我們終於在河邊急流旁停下時，我真是滿心感激。阿卡丘和桑古用棕櫚搭起側棚，鋪了一層棕櫚葉當床。我睡得很熟，他們在遮蔽棚入口處生的文火很保暖。

第二天的旅程是在霧靄朦朧的森林裡，在持續不斷的爬升中進行。隨著那條差不多原來就不存在的小徑攀爬，路途變得越來越難走，我們只得在一叢箭蘆葦（caña brava）旁暫停，砍些登山杖來幫助爬坡。阿卡丘走開了一會兒，回來時帶著一根三吋粗的巴爾沙（balsa）木棒。我們休息時，他快速在上面雕了幾個簡單的幾何圖形，然後交給我。

「這是你的魔法杖。」他說：「這能保護你不受妖魔危害。如果遇到妖魔，把它丟向妖魔。這可比槍厲害多了。」

我掂量著木棒，感覺很輕，顯然無法用來對抗任何實體物。有那麼一刻，我覺得我們好像小孩子玩著想像遊戲。可是這些男人是勇士，經常不斷的與敵人進行生死交戰，難道他們的存活不需要和現實世界保持真實的接觸？

這一天，小徑越走越陡，也越來越滑。感覺像是走在黏土般的泥濘中，每前進兩步就倒滑一步。我們經常停下來休息喘氣，喝著葫蘆中摻了水的木薯啤酒。其他人偶爾會吃點放在猴皮袋中的煙燻熟木薯或燻肉。我則是不准吃任何固體食物。

桑古解釋：「你必須受苦，這樣祖靈們才會可憐你。否則古老的靈不會來。」

那晚，我又累又餓，就躺在夥伴們於又冷又濕的山脊上搭的棕櫚側棚，試著入睡。黎明前開始下起雨來。淒風苦雨，使我們無法繼續停留在原地，只得拔營，沿著稜線摸黑前進。雨越下越大，不久出現了閃電，伴隨著轟隆雷聲，不時照亮我們的路。許多閃電似乎直接打在我們所在的稜線上，我們於是以最快的速度趕緊離開高地。在朦朧黎明的半黑暗之中，我經常看不見另外兩人的身影，因為他們很習慣以這種不可思議的速度穿越叢林。即使在正常的狀態下，這些印第安人的腳程大約是每小時四、五英里，此刻他們的速度感覺起來高達時速六英里。

不久，夥伴的身影完全消失在我的視野。我猜他們大概認為我跟得上，所以肯定在前方越過稜線後的某處等著我。我加速前進，又濕又累又餓，並且害怕永遠迷失在這片浩瀚無人的森林之中。一小時、兩小時、三小時過去了，我還是沒遇上他們。雨變小，無人森林裡的光線也增強了。我四處找尋被折彎的樹苗枝幹，這是印第安人用來告示他們由此路過的指標，但一無所獲。

我停下腳步，在滴著雨濕答答的森林倒木上坐下來，試著釐清我的處境。我發出印第安人特有的長距離嚎哮，一種發自肺部深處，縱使在半英里外也能聽見的大叫。喊了三回，一點回應也沒有。我幾乎要慌了，手中沒有槍，打獵是不可能了。該何去何從？這森林中我唯一認識的人類，是不在身邊的夥伴們。

我知道我們大約是朝著西方前進，但森林濃密的樹冠層使我無法看見太陽的方向。稜線上有無數的岔脊，我無從得知該朝著哪條岔脊走。我差不多是隨機的挑了一條稜線，慢慢隨之前進，一路上每隔三公尺就折斷樹枝，夥伴們倘若朝這個方向搜索，可以引導他們找到我。我三不五時會發出嚎哮，但仍然沒有任何回應。我在小溪邊停下，為裝有濃縮啤酒的葫蘆加水。休息時，我滿身大汗，數十隻蝴蝶在我周圍迴旋飛舞，經常停在我的頭頂、肩膀和手臂上。我看著牠們吸食著我皮膚上的汗液，同時也排泄在上面。我起身，用巴爾沙木杖支撐著繼續走入森林。天開始變黑了。我用布聶爾（puñal）短開山刀，從棕櫚小苗叢砍下枝幹，搭了粗糙的側棚。我累斃了，喝了點啤酒，用棕櫚葉蓋著身子，很快就睡著了。

醒來時，微光從森林樹冠層中灑下。當我在一片綠色的寂靜之中躺著，隱約聽見了一陣隆隆聲。這完全出乎意料，我不確定聲音的方向，我安靜的傾聽了約十五分鐘後，又傳來另一聲，來自左邊，顯然是槍聲。我跳起身，朝聲音的來源衝過去，在陡坡上又滑又跌的飛奔。偶爾，我會發出遠距的嚎哮。又是一陣隆隆聲，這回略偏右邊。我調整前進的方向，不久就發現自己在一片陡峭的峽谷中往下爬，抓著藤蔓，從一棵小樹滑到另一棵小樹上。我意識到周圍充滿轟隆響聲，像是永不止息的貨運火車正在行駛。突然間，我已經來到滿地巨石的溪流旁，上游大約四分之一英里處，一個巨大的瀑布從赤裸裸的岩壁上飛奔而下。我看見夥伴們就在瀑布底下不遠處；那一刻，他們是我這世界上最親密的朋友。

我得在溪床上巨大的石塊間爬上爬下，涉水越過沙洲之間的水窪，當我來到夠近處，能感覺到瀑布的水氣隨著峽谷中的風飄來，冷卻了我的臉龐和手臂。我花了將近十五分鐘走到阿卡丘和桑古身邊。最後，倒在夥伴們身旁的沙地上。

「我們以為你被妖魔抓走了。」阿卡丘咧著嘴說。我虛弱的回以微笑，很高興接過他給的啤酒。

「你累壞了。」他說：「這樣很好，這樣祖靈們也許會可憐你。你必須立刻去沐浴。」他指向我的木杖。「帶著你的巴爾沙跟我來。」桑古在沙洲上坐著，阿卡丘則領著我越過瀑布沖刷而下的大水窪邊的岩石。不久，我們緊靠著潮濕的懸崖岩壁，水柱衝擊著我們的身子。他拉著我的手，一吋吋沿著懸崖底部前進。水柱強勁的沖刷著我們，真的很難不被沖走。我一隻手拿著手杖撐住自己，一隻手緊抓著阿卡丘。

祖靈的家

前進的步伐變得越來越困難。突然間，我們已經來到瀑布下方黑暗的天然凹洞中。光線從龐大的瀑布水幕中透入，這片水幕使我們與世隔絕。瀑布持續不斷的轟隆聲，比我多年前第一次在靈視中經驗的情境還更大聲，似乎滲透了我全部的存在。我們被基本的土和水元素隔絕在世界之外。

「祖靈的家。」阿卡丘在我的耳邊喊道。他指著我的手杖。

稍早他已經告訴我要怎麼做。我開始在這驚人的穴室中來回走動，把手杖放在前方，踏出每一步。我隨著指示，持續的大喊：「透、透、透！」藉此吸引祖靈的注意。不久前還駐留在安地斯山區最高的冰河湖泊中的冰水，此刻正沖刷著這個小穴室，水花濺得我全身冰冷。我一邊顫抖，一邊踱步，一邊大喊著。阿卡丘伴著我，他的手中並沒有手杖。

一股奇特的平靜感逐漸充滿了我的意識。我不再感到寒冷、疲憊或飢餓。激流的水聲變得越來越遙遠，而且還有種奇異的舒緩感。我覺得這裡就是我的歸宿，覺得我終於回到家了。瀑布的水牆變得燦爛輝煌，像是數百萬個液態稜鏡般的洪流。隨著光芒的流動，我覺得自己正不斷往上漂浮，彷彿它們是靜止不動的，正在移動的是我，就在一座山的內部飛翔！我對這詭異的世界笑了起來。

終於，阿卡丘握住我的肩膀，讓我停了下來，拉起我的手，將我帶出這座魔法山洞，沿著懸崖回到桑古所在的地方。離開聖地讓我感到很難過。

在沙洲上會合之後，桑古直接領著我們走向峽谷側邊，開始攀爬陡峭的斜坡。我們尾隨在後，排成一行，努力抓住突出的樹根、小苗、藤蔓等，防止自己在潮濕的黏土中滑倒。我們千辛萬苦的爬了約一小時，偶爾會被瀑布噴濺的水花灑得一身濕。我們終於爬到稜線上一處狹小平坦地時，已經是傍晚了。我們小憩了一會兒，就跟著桑古繼續走在高原上，不久後走入了一群巨木之間。

大約五分鐘後，桑古停下腳步，開始砍樹枝，搭側棚。

值得冒險的薩滿學習之路

阿卡丘剖開了一根樹枝的末端，接著在同一端與第一刀垂直的角度，又再剖開一次，然後將未剖開的那端插入地面。他在剖開的橫切面各塞進一根小樹枝，迫使樹枝末端張開成四叉的四角形，又從猴皮背袋中拿出一個拳頭大小的葫蘆杯，放在插角形成的空間中。他的手又伸入袋子裡，抓出一把短小的綠色樹枝。這是我們離開他的小屋前，他就先採集好的的麥苦阿（maikua，大花蔓陀蘿中的蔓陀蘿木屬品種）的枝條。他一根根握住枝條架在葫蘆杯上方，將綠色枝幹的皮削下來。等他削完後，杯子幾乎全裝滿。他伸手把杯裡的樹皮薄片整把抓住，開始將其中的綠色汁液擰入杯中。五分鐘內，已經有約八分之一杯的液體。他把擠出汁後的樹皮丟了。

「現在我們讓麥苦阿冷卻。」他說：「夜晚來的時候，你要喝下它。你自己一個人喝，因為我們要守護你。我們會一直陪在你身邊，所以不用怕。」

桑古加入我們，接口說：「最重要的是你不能心懷恐懼。若是看到可怕的東西，千萬不能逃。你必須跑上前去觸摸它。」

阿卡丘握住我的肩膀。「沒錯。你必須那樣做，否則不久的某一天你會死掉。隨時握緊你的巴爾沙，這樣你才能去觸摸。」

我開始感到一陣強烈的恐慌，不僅因為他們說的話一點安慰作用也沒有，也因為我聽過其他人喝下麥苦阿之後，有些人死掉了，或者有些從此永遠喪失正常心智。我也想起希瓦洛族的故事，有人喝下麥苦阿之後，因為精神錯亂而四處狂奔穿越森林，最後掉落懸崖或淹死。因此，他們從不在沒有清醒夥伴可以壓制他們的狀態下飲用麥苦阿。（作者註：這段描述並不暗示讀者可以飲用死亡藤蔓或麥苦阿。事實上，蔓陀蘿木屬植物毒性很高，食用後會產生嚴重的不幸後果，甚至死亡。）

「你們會強把我壓住？」我問道。

「沒問題的，兄弟。」阿卡丘說。

這是他第一次以親族來稱呼我，兄弟的稱謂消除了我的疑慮。儘管如此，我在等待黑幕降臨時，心中不斷攀升的期待和好奇心，仍然混雜了恐懼。

夥伴們沒有生火，黑夜降臨時我們挨著彼此躺在棕櫚葉上伸展開來，傾聽著森林的寂靜和遠方瀑布的隆隆聲響。時間終於到了。

阿卡丘把葫蘆杯遞給我，我端起杯子吞下了杯中物，味道並不可口，不過有點像綠番茄的味道。我感到一陣痲木，想起三年前在科尼波族時喝下的那碗草藥引我來到這裡。我的薩滿追尋值得冒這樣的危險嗎？

沒多久時間，就連模糊的邏輯思考也消失無蹤，取而代之的是一種不可言喻的恐懼快速瀰漫全身。我的夥伴們要來殺我！我必須逃命！我企圖跳起來，但他們瞬間就抓住了我。三個、四個、數不盡的野人和我扭打著，強壓住我往下、往下、再往下。他們的臉籠罩在我的頭頂上，扭曲成狡詐的獰笑。然後是一片黑暗。

我被一道閃電和隨後而來的雷爆聲驚醒。腳下的土地開始晃動。我跳起身來，極度恐慌，一陣颶風般的狂風把我甩回地面。我再度踉蹌的站起來。針刺般的雨滴猛落在我身上，狂風撕裂了我的衣服。四周雷電交加。我握住一棵小樹，撐住自己，我的夥伴消失無蹤。

突然間，我看見前方約兩百尺遠處的樹幹之間，一個發光的形體正緩慢的朝我飄來。我注視著它，驚恐不已，它變得越來越大，最後展現出的是個扭曲的形體。那個扭動著軀體的巨大爬蟲正對著我飄過來。牠的身體散發著鮮亮的綠色、紫色和紅色，在雷電交加之中，牠扭動著身體，帶著譏諷的詭異笑容注視著我。

我轉身想跑，但想起巴爾沙手杖，低頭卻找不到它。此刻那爬蟲生物距離我僅二十尺，高高聳立在我頭頂上，一會兒盤蜷，一會兒伸展著身軀，接著分裂成兩個重疊的生物。兩個同時面對著我。恐龍終於要來把我帶走了！牠們又融合成一體。我看到前面有一根約一尺長的木棒，伸手抓住它，不顧一切的把木棒舉在前方朝著怪物衝去。一陣震耳欲聾的尖叫聲傳遍天際，突然間森林變成白茫茫一片，怪物消失了。無聲無息，一片寂靜。

我失去了意識。

醒來時，已經中午了。阿卡丘和桑古蹲在一旁的小火邊，吃著東西，小聲的對話。我的頭很痛，肚子很餓，除此之外大致上感覺還不錯。我坐起身來，夥伴們也來到我身邊。阿卡丘給我一碗溫啤酒，還給我一片猴肉乾。食物嚐起來好美味，但我更想要和夥伴們分享我的經驗。

我說：「昨晚我以為你們打算殺死我。然後你們消失了，突然雷電……」

阿卡丘打斷我。「你不可以告訴任何人你遭遇了什麼，連我們也不行。否則你所受的苦難會白費掉。有一天，你會知道時候到了，你可以告訴其他人，但不是現在。吃點東西，然後我們要啟程回家了。」

斬扎剋：魔法飛鏢與靈性幫手

我們回到阿卡丘的屋子，在他的指引下，我開始收納希瓦洛薩滿術中不可或缺的斬扎剋（魔法飛鏢）。這些斬扎剋也稱為靈性幫手，被認為是導致或療癒日常疾病的主要力量。對不是薩滿的人來說，它們通常是無影無形的，就連薩滿也只在意識轉換狀態下才能看見它們。[2]

「壞的」或蠱靈薩滿會將這些靈性幫手射到受害者的體內，殺害或讓他們生病。「好的」薩滿或療癒師會運用自己的斬扎剋，幫助他們吸出患者體內的入侵物。靈性幫手也能變成保護盾，搭配薩滿自身守護靈的力量，保護薩滿們不受攻擊。

新手薩滿會蒐集各種昆蟲、植物及其他物件，做為他的靈性幫手。包括活昆蟲和蠕蟲等，只要小到薩滿能把它吞下肚，幾乎任何東西都能成為斬扎剋。不同類型的斬扎剋會導致（也能用來治療）不同程度的各種疾病。一位薩滿體內擁有的力量物件種類越多，他的療癒能力就越強大。

每個斬扎剋也都具有尋常與非尋常的面向（aspect）。魔法飛鏢的尋常面向就是一個普通的物質物件，和沒喝下死亡藤蔓時的狀態所見的一樣。當薩滿喝下死亡藤蔓之後，斬扎剋「真實的」非尋常面向就會揭露出來。喝下死亡藤蔓之後，魔法飛鏢身為靈性幫手的隱藏形態，會變得清晰可見，呈現出諸如巨大的蝴蝶、美洲豹、蛇、鳥、猴等形態，積極協助薩滿執行工作。

療癒薩滿被請去治療患者時，第一項任務是診斷病情。他在傍晚黃昏時分喝下死亡藤蔓、綠菸草水，有時也會喝下名為霹靂霹靂（piripiri）的植物汁液。這些能改變意識的藥物，使療癒薩滿能透視患者的身體，病體猶如透明的玻璃。假使疾病是起因於巫術，療癒薩滿能清楚看見入侵患者體內的非尋常存在體，並判斷他是否具備適當的靈性幫手，可以透過吸出，袪除入侵物。

薩滿只在夜晚於屋子的黑暗處，為患者吸出身體裡的魔法飛鏢，因為他只能在黑暗中看見非尋常世界。他先以口哨吹出自己的力量之歌，通知他的斬扎剋；十五分鐘後開始唱歌。他準備好吸出時，會準備兩隻和他在患者體內看到同類型的斬扎剋，在嘴裡前後各放一隻。斬扎剋同時以尋常及非尋常面向存在，目的是要在薩滿吸出患者體內的魔法飛鏢時，能夠捕獲飛鏢的非尋常面向。靠近薩滿嘴唇的斬扎剋，負責將吸出的入侵物併入自己體內。假使這非尋常入侵物穿越此關，在嘴裡第二個的靈性幫手會擋住喉嚨，防止入侵物進到薩滿的體內傷害他。困在薩滿口中的入侵物，隨後會被療癒薩滿併入他其中一個斬扎剋的物質形體中，然後將這個物體「吐」出來，呈現給患者及其家人，並且說：「現在我把它吸出來了，就在這裡。」

不懂薩滿的人，會以為物質形體本身就是被吸出來的東西，薩滿不會去解釋這個誤解。但他也沒有撒謊，因為他知道斬扎剋唯一重要的面向是其非物質或非尋常面向，而他真心相信自己已把這入侵物從患者體內祛除了。他向那些不瞭解的人解釋，他嘴裡這些入侵物已無法再發揮作用，它們不讓他展示給別人看，以證明他的治療成功了。一名薩滿的能力，全看他斬扎剋的數目和力量，他可能會擁有好幾百個斬扎剋。當他喝下死亡藤蔓時，他的魔法飛鏢會呈現出靈性幫手的超自然面向，他所看到的是各種獸物形體在他的頭頂上低飛、站在肩上、從皮膚上突出，看見牠們幫忙吸著患者的身體。他每隔幾小時要喝下菸草水來「餵食牠們」，這樣牠們才不會離開他。

療癒薩滿可能會被蠱靈薩滿向他發射的斬扎剋射中。因為這種危險的存在，薩滿可能會整天整夜不斷喝著菸草水。菸草水能幫助薩滿的斬扎剋隨時準備擊退其他魔法飛鏢。薩滿就算要出門散步，也會隨身攜帶綠菸草葉，用它來準備可以使靈性幫手保持警戒的菸草水。

希瓦洛社會中的暴力與競爭程度，在人類學文獻中相當著名，與科尼波族的和平氣氛比起來，反差極大。而與澳洲及其他眾多長期不靠迷幻藥來施行薩滿活動的部落比起來，希瓦洛族和科尼波族又呈現出截然不同的文化。儘管如此，希瓦洛族薩滿不僅具有高度發展，也非常刺激和戲劇化。我因此在一九六九年再度返回，填補我的知識空缺，並在一九七三年和他們一起投入更多薩滿活動。

自從我在科尼波族內展開薩滿工作之後的這些年間，我也向北美洲某些印第安族的薩滿們進行短暫的學習，其中包括加州的溫頓族（Wintun）和波莫族（Pomo）、華盛頓州的海岸撒利希族（Coast Salish），以及南達科他州的拉科塔蘇族（Lakota Sioux）。我從他們身上學習到如何不服用死亡藤蔓或科尼波族及希瓦洛族使用的其他藥物，就能成功的進行薩滿活動。在向西方人引介薩滿時，這項知識特別有用。最後，我也從世界各地的人類學文獻記載的薩滿活動中，學習到許多埋藏於文獻裡的珍貴資訊，並且運用它們補充與確認我所親身接受的教導。如今，將這項人類古老傳承的實用方法，轉移給與這項知識斷絕了好幾世紀的人們的時機似乎成熟了。

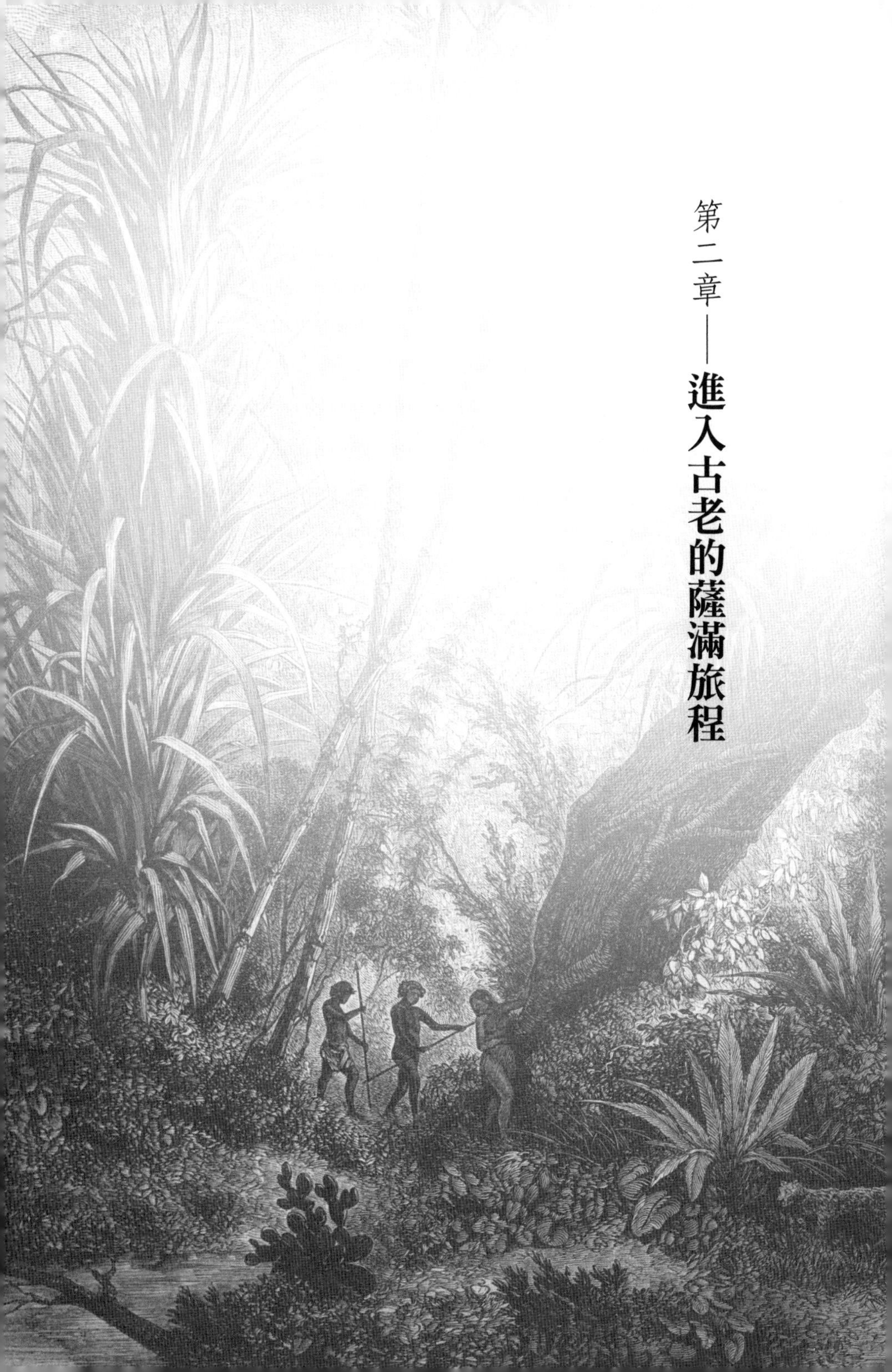

第二章——進入古老的薩滿旅程

薩滿一詞是西伯利亞的通古斯語。人類學家用它來廣泛描述於非西方文化中，諸如「巫師」、「巫醫」、「藥師」、「巫士」、「巫術士」、「魔法師」、「魔術師」及「先知」等各種人士。使用薩滿一詞的優點之一是，它不具備上述各種常見標籤，容易使人產生偏見的暗示與衝突性意義。而且，並不是每一個藥師或巫師都是薩滿。

薩滿可男可女，他們能夠依自己的意願進入意識轉換的狀態，藉此與通常隱而不見的世界溝通，並且透過這個世界取得知識和力量，並且幫助他人。一位薩滿，至少會有一個，但通常是多個「靈性存有」為他服務。（作者註：為了簡單化，本書都以男性代名詞來指稱薩滿或患者，但請了解薩滿和患者皆可男可女。）

薩滿意識狀態與尋常意識狀態

就像米西．伊利亞德觀察到的，薩滿與其他各種魔術師和藥師不同之處，在於薩滿對意識狀態的運用。伊利亞德依據西方神祕學傳統，將這種意識狀態稱為「狂喜」。但他也特別強調，若僅具有進入狂喜的能力，並不足以稱為薩滿。因此，伊利亞德說：「所以，不是每一個進入狂喜的人都可以被視為薩滿；薩滿所擅長的是出神，在出神的過程中，他的靈魂會離開身體，上升至天空或下降到地底世界。」[1]就這點我要補充說明，薩滿在出神中，通常會透過修復有益或維持生命所必需的力量，或透過袪除有害的力量，來為患者進行療癒工作。伊利亞德提到的旅程，是專門用來修復力量或找回失去的靈魂。

「狂喜」或意識轉換狀態，以及使薩滿工作具其獨特性的學習元素，可以用「薩滿意識狀態」一詞來詮釋。薩滿意識狀態關乎的不僅是「出神」或超越覺知的狀態，還有處在這樣的意識轉換狀態下，仍保持薩滿方法與認知的學習覺知。「薩滿意識狀態」與「尋常意識狀態」是相對的，薩滿在執行完獨特的任務後，會返回尋常意識狀態。薩滿意識狀態是一種認知狀態，處在這種狀態時，可以看見卡斯塔尼達描述的「非尋常世界」，以及羅伯特・羅伊（Robert Lowie）所謂「實相世界的超尋常顯化」（extraordinary manifestations of reality）。[2]在薩滿意識狀態中，必須擁有非尋常世界的宇宙地理資訊，才知道要旅行到何處，去尋找適當的動物、植物和其他力量。這也包括在薩滿意識狀態中，如何幫助一名薩滿進入下部世界的相關知識。

這些相關知識，包括薩滿處於薩滿意識狀態時，對自己要進行的任務必須具有特定意圖的覺知。進入非尋常世界不是去玩耍的，而是為了嚴肅的目的。薩滿是一名能在薩滿意識狀態中執行工作的人，他必須知道為了完成執行任務要具備的基本方法。例如，假使他想找回患者在下部世界的守護力量動物，他就必須知道要如何到達下部世界、進入其中、尋找力量動物，並安全的將力量動物帶回來所需要的技術。接著，他還要在尋常意識狀態中，必須知道要給患者什麼指引。

在薩滿意識狀態中，薩滿對自己所看見的事物，往往會經歷一種無以言喻的欣喜，並且對展現在眼前美麗而神祕的世界充滿敬畏。他的經驗就像一場夢，但這是一場清醒的夢，期間不僅感覺到真實不虛，還能主導自己的行動，掌控這場冒險之旅。處在薩滿意識狀態時，呈現在面前的世界總是令之驚奇不已。薩滿透過進入一個全新卻又熟悉的古老宇宙，獲得淵博而深奧的訊息，能為自己的生死和他所處世界的所有存在，指出意義。當一名薩滿在薩滿意識狀態中進入壯闊的冒險之旅時，對旅程的方向仍有意識的掌控權，但卻又不知道自己將會發現什麼。薩滿是在壯闊隱密的宇宙的無垠華廈中，自力更生的探索者。最後，他帶回旅程的發現，增進自己的知識並且幫助別人。

薩滿是道行高深的「預見者」（see-er），通常在黑暗中工作，或者會矇住眼睛，以便清晰看見一切。因此，薩滿通常在夜裡執行任務。某些薩滿睜開眼睛時也會有靈視力，但這樣的感知能力通常比較不容易深刻。在黑暗中，尋常世界對意識的干擾會降低，使薩滿能專注於對其工作非常重要的非尋常世界中的種種面向上。但只有黑暗還不足以使薩滿能夠看見非尋常世界。靈視者還必須進入薩滿意識狀態；這通常要藉助擊鼓、搖沙鈴、唱歌及舞蹈等方式。

薩滿光啟

「薩滿光啟」（Shamanic enlightenment），就字面的意思是指照亮黑暗的能力，是在黑暗中看見他人無法感知的事物。這或許是「光啟」（enlightenment，譯註：一般也是啟蒙、開悟之意）最古老的含意。例如愛斯基摩人的伊古盧里克族（Iglulik）薩滿，具有特殊的靈視能力，稱為他的夸滿伊克（qaumanEq），也就是「他的光」或「光啟」，「……這使他在黑暗中也能看見，無論是實質上和隱喻上都是一樣的；他現在可以閉上眼睛，在黑暗中觀看，感知他人看不見的事物和即將發生的事件。因此他能看到未來，也能看見別人的祕密」。[3]

阿晤瓦（Aua）是一位伊古盧里克族的薩滿，他描述自己的薩滿光啟的經驗：「……我透過他人的協助，努力成為一個薩滿；但這種方法還是不成功。我拜訪了許多著名的薩滿，送他們大禮……我獨處，結果反而更沮喪。有時候我倒地大哭，無緣無故變得不快樂。然後，不知為何，一切突然轉變了，我感受到一股難以形容的強大喜悅，那喜悅強大到我無法控制，忍不住爆發成一首歌，一首強勁有力的歌，而且只能唱出兩個字：喜悅！喜悅！我使盡全力高歌。然後，在這麼突發的奧妙且完全淹沒我的欣喜狀態中，我變成一名薩滿，我不知道是怎麼回事。但我已經是名薩滿。我能以全然不同的方式去聽、去看，我得到了夸滿伊克，得到了我的光啟，也得到我腦袋和身體的薩滿之光；而且，在這個狀態中，我不但可以看穿生命的黑暗，也看見光從我的身體散發出來，人類察覺不到它，但地球上、天上和海洋中的所有靈性存有都看得到，如今這些靈性存有來到我面前，成為我的靈性幫手。」[4]

在澳洲的威拉傑里族（Wiradjeri）中，薩滿新手是透過被灑下「神聖力量之水」——一種用水晶製作的精華液，而得到「光啟」。伊利亞德觀察到：「這一切是在說，當一個人被填滿了『固態光』，也就是水晶的時候，就能成為薩滿……」他認為：「薩滿感覺到了超自然的存在與大量的光之間的關聯。」[5]

希瓦洛族也有同樣的觀點，認為薩滿是一位散放著光，尤其是「頂放光明」——也就是頭上有一圈光環。這圈光環是多彩的，只有在薩滿經飲用死亡藤蔓的草藥汁，進入意識轉換狀態時才會形成，而且也只有處於類似意識狀態的薩滿才能看見（見圖一）。

希瓦洛族薩滿在散放著光時，在黑暗中也看得見，甚至能透視不透明的物質。如我曾經描述過的：「他喝下死亡藤蔓，現在正輕柔的唱著歌。模糊的線條與形體逐漸從黑暗中出現，斬扎剋——那些靈性幫手所發出尖銳的樂聲在他四周浮現。他發出召喚，牠們就來了。首先是龐羈（pangi），也就是水蟒，盤踞在他的頭上，轉變成金色頭冠。然後是網龐（wampang），一種巨大的蝴蝶在他的肩頭上飛舞，用翅膀對他唱著歌。蛇、蜘蛛、鳥兒和蝙蝠在他四周的空中跳舞。他的兩臂出現了千隻眼睛，這是他的魔界幫手（demon helpers）現身了，在黑夜中搜尋敵人。水的衝擊聲灌滿他的耳朵。聽見轟隆水聲，他知道他獲得了第一位薩滿——孫基（Tsungi）的力量。現在他看得見了。」[6]

薩滿通常能在完全黑暗的屋子裡工作，或者會點著小火或一盞燈；但有時微弱的光線也會干擾薩滿的觀看。因此，西伯利亞楚科奇族（Chukchee）的薩滿是這樣工作的：「……如往常一樣，在黑暗中開始；但當薩滿突然打破寂靜開始擊鼓，燈再度被點亮，薩滿的臉會立刻被一塊布遮住。屋裡的女主人，也就是薩滿的妻子，會拿起鼓，開始在光中，輕而緩的擊著鼓。全程不斷擊著鼓……」[7]

我自己在進入薩滿意識狀態時，通常會在黑暗房間的某處地上點著蠟燭，然後或躺或倒在地板上，用左手臂蓋住眼睛，遮擋所有的光線。

當薩滿慢慢或突然的倒在屋內地上時，楚科奇族人會說：「他沉下去了。」這指的不僅是屋內其他人所見到的有形舉動，也意味著「薩滿在狂喜的狀況下能造訪其他世界，尤其是地底世界的信念」。[8]類似的情形也出

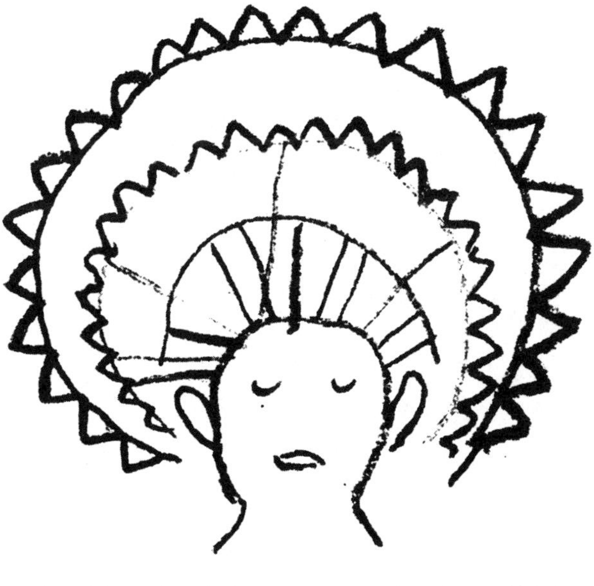

圖一：處於意識轉換狀態的希瓦洛族薩滿，頭頂上的金黃色光圈。由另一位希瓦洛族薩滿繪圖。

現在愛斯基摩薩滿身上，當他要展開旅程時，人們認為他「沉落到海底」。[9]他不僅倒在屋子的地上（尋常意識狀態），也沉落到海洋的下部世界（薩滿意識狀態）。

通往下部世界的入口

薩滿旅程是薩滿所要做的最重要工作。這個旅程的基本形式，也是最容易上手的形式，就是前往下部世界的旅程。在進行這個旅程時，薩滿通常會有一個特別的洞穴或入口，通往下部世界。這個入口不但存在於尋常世界中，也存在於非尋常世界中。例如，加州印第安薩滿的入口經常會是一處泉水，特別是溫泉。薩滿以能在地底旅行數百哩路的能力著稱，他們能從一處溫泉進入地底世界，再從另一處出來。人們相信澳洲的切帕拉族（Chepara）薩滿們能潛入地底，然後在他們想要的地方出現。據說住在費雪島（Fraser Island）上的薩滿可以「進入地底，然後在相當遠的地方重新現身」。[10]同樣的，南非喀拉哈里沙漠的布希曼（!Kung Bushman）薩滿描述說：「我的朋友，這就是恩唔（n/um）〔力量〕的方法。人們唱歌時，我舞蹈。我進入地底。我從一個宛如人們飲水的地方（水源湧出處）進入。我在裡面旅行得很遠，非常遠。」[11]

加州印第安薩滿使用的另一種入口是中空的樹樁。澳洲的阿藍塔部落（Arunta / Aranda）利用中空的樹做為進入下部世界的入口。[12]科尼波人則是教我跟隨著巨大的沙盒樹（catahua tree）

樹根，進入地底，抵達下部世界。我和科尼波族友人在薩滿意識狀態時，這些樹根會變幻成一條條黑蛇，讓我們順著黑蛇的背部，滑入一個充滿森林、湖泊、河流和奇異城市的世界；從上方尋常世界裡消失的太陽，把這裡照耀得光亮如晝——儘管這些旅程都是在夜間進行。

其他薩滿進入下部世界的入口，還包括了山洞、動物的地底巢穴，乃至房屋泥地上特別的洞口。例如北美洲西北海岸地區的塔瓦納人（Twana），據說經常為了下達至下部世界而真的挖地。[13]

進入下部世界的入口，通常會與隧道或管道連接，將薩滿傳送到出口處，進入一個明亮而奇特的世界。薩滿可以隨意在此遊走幾分鐘甚或幾小時，最後又透過管道（此後稱為隧道）回到地面上的入口處。哈德遜灣愛斯基摩人的伊古盧里克族薩滿就是用這種經典且常見的方式，拉斯穆森（Rasmussen）對此有詳細的描述：「……最厲害的〔薩滿〕，在屋裡打開通道的方式，就是召喚靈性幫手；如果他們是在海邊的帳篷內，會出現一條向下穿到地底的路；如果他們在海冰的冰屋上，那條路則會穿越海洋。薩滿使用這條路一路暢通無阻。他幾乎是滑翔般的下降，彷彿是從一個完全合身的管內滑下，他可以靠著推壓管壁的力量來控制速度，而不必一路直衝到底。所有的靈魂會使這條管道保持暢通無阻，直到他返回地面為止。」[14]

當愛斯基摩薩滿從下部世界旅行回來時，帳篷或冰屋裡的人「在很遠處就能聽見他返回的聲音；薩滿從靈性存有為他打開的管道奔出的聲音越來越近，然後發出很大一聲的『噗嚕——啊——呵

—呵』，他就從幕簾後衝了出來」。[15]

我們這些投入薩滿工作的人，大都不覺得隧道狹隘難行。它通常夠寬闊，有足夠的活動空間。有時候，隧道中的障礙物可能會阻礙行進，但通常都能找到縫隙或開口穿越。只要有耐心，就可以順利穿越，不需放棄旅程返回起點。

有時薩滿在進入洞口後，發現自己是順著河川或溪流上升或下降，這不一定是隧道的一部分。所以一位薩摩耶（Tavgi Samoyed）薩滿在描述他第一次進入下部世界的旅程時，說道：「我四處環顧，注意到地上有個洞……洞變得越來越大。我們〔他和陪同的守護靈夥伴〕從那裡下降，來到一條河邊，有兩條反向的溪水在那兒匯聚成河。『也看看這邊！』我的夥伴說。『一條溪從中間往北方流，另一條往南去，那是太陽的方向。』」[16]

優秀的薩滿在薩滿意識狀態中，不僅看得見，也能聽到、感受到，並且經歷正常感官之外的溝通或感受。所以上述這位薩摩耶薩滿能聽到他的指導靈說話。而一位加州波莫族印第安女薩滿向我描述她在穿越山中的隧道時，如何感受到巨大的力量動物在她的下方移動。[17]

西北海岸的巴貝庫拉（Bellacoola）印第安部落中，每間屋子裡的泥地上，都有當作通往下部世界入口的洞口：「這個世界在我們的下方……叫做阿蘇塔恩姆〔Asiutā'nEm〕。對於〔下部世界〕的描述，主要是來自於相信自己在出神狀態下，造訪過該處的薩滿們。根據老婦人的描述，她相信自己還是小女孩子時，曾經在出神狀態中造訪過〔下部世界〕，入口……是在每間屋子門口和火爐之間的洞。」[18]

神似曼陀羅的隧道經驗

美國西南部印第安人的尊尼族（Zuni），也有值得注意的類似這種通往下部世界入口的方式；尊尼族在祭典場所的圓形基瓦（kivas）裡，地板中間有一個洞。它與巴貝庫拉族主要的差異，在於尊尼族稱為西帕普（sipapu）的這種洞，是介於火爐和牆壁（入口在屋頂）之間的地上。[19]這類西帕普洞，在過去布韋洛（Pueblos）部落的基瓦中相當常見，但在某些現代布韋洛族的基瓦裡已經消失了。有趣的是，尊尼族不僅在圓形基瓦中保存了西帕普，他們的薩滿藥師團（shamanic medicine society）也保留至今。[20]儘管我沒有確切的證據，但如果尊尼族的藥師團成員在出神狀態是從這些洞進入下部世界，我也不感到意外。不過，根據正統民族學的看法，認為基瓦內部的西帕普只是「代表一個通往地底世界的神祕開口的象徵，是祖先們來到這個世界的原點」。[21]

布韋洛部落中的霍比族（Hopi）建造的基瓦裡，地板上就不像尊尼族一樣有西帕普。[22]不過，他們相信在距他們有段距離的遠方，有一處特別的岩石，其頂部有個洞口，那就是原始的西帕普，或是進入下部世界的入口（見圖二）。霍比族可能在薩滿靈視中，利用西帕普進入下部世界旅行一事，並沒有被證實，但仍相當有可能。由於布韋洛部落中藥師團的行動相當神祕，非霍比族的外人可能永遠無法得知實情。然而，最近一幅由霍比藝術家繪製的圖畫，名為「Se Pa Po Nah」（發音為西帕普—納），強烈暗示了與神似曼陀羅的隧道經驗（見圖三）。

順帶一提，曼陀羅圖形中的同心圓，和隧道的稜紋，常給人相似的感覺。利用曼陀羅靜心冥想，也能產生類似進入隧道入口的經驗。瓊．瓦斯托卡斯（Joan M. Vastokas）在探討薩滿藝術時，敏銳的觀察到：「……同心圓似乎是靈視經驗共同的特色，代表著薩滿穿透下部世界或天空的孔洞，他用這種方式來超越物質宇宙。」[23]

瓦斯托卡斯指出，阿拉斯加愛斯基摩薩滿面具的形狀，有時是「由中空的中心向外擴展

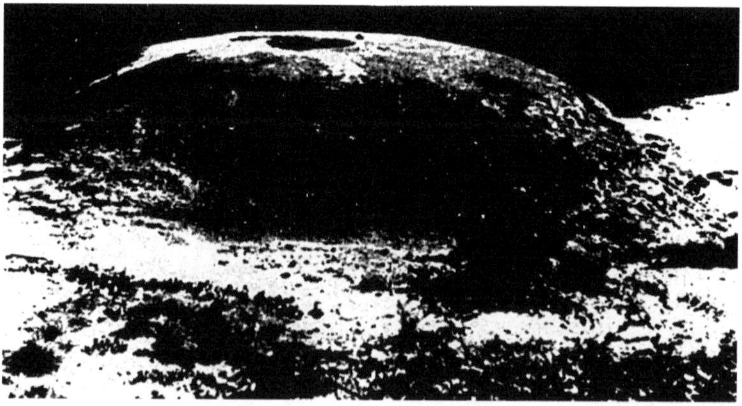

圖二：賽帕普（Sepapu／西帕普）。霍比族通往下部世界的入口。位於霍比部落西邊的大峽谷中。資料來源：美國地質調查局的天體地質中心。

的同心圓」。圖四呈現的例子，就是這種非常類似隧道稜線的面具。

同樣的，在受薩滿影響深遠的藏傳佛教中，一幅繁複的曼陀羅圖形中央，有一個如隧道般的圓，是進入眾神靈環繞的世界的入口（見圖五的西藏唐卡；可發現它與圖三中由霍比藝術家繪製的下部世界入口的圖相當類似）。在黑暗與鼓聲的協助下，薩滿並不用專注於曼陀羅上，就可以直接進入隧道及其後的世界。

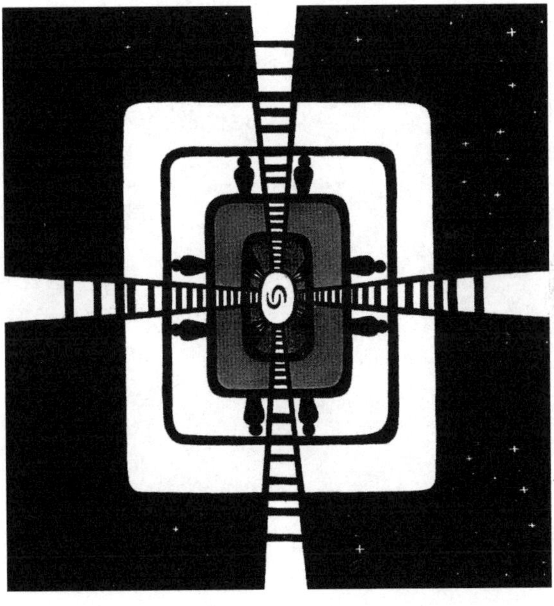

圖三：Se Pa Po Nah（西帕普—納）。霍比族藝術家米蘭德・洛馬可馬（Milland Lomakema，或稱為達哇克雷馬〔Dawakrema〕）的現代畫作。資料來源：《霍比族畫作：霍比的世界》（*Hopi Painting: The World of the Hopis*），派翠夏・詹妮斯・布洛德爾（Patricia Janis Broder）著，紐約：達頓出版（Dutton），一九七八年。

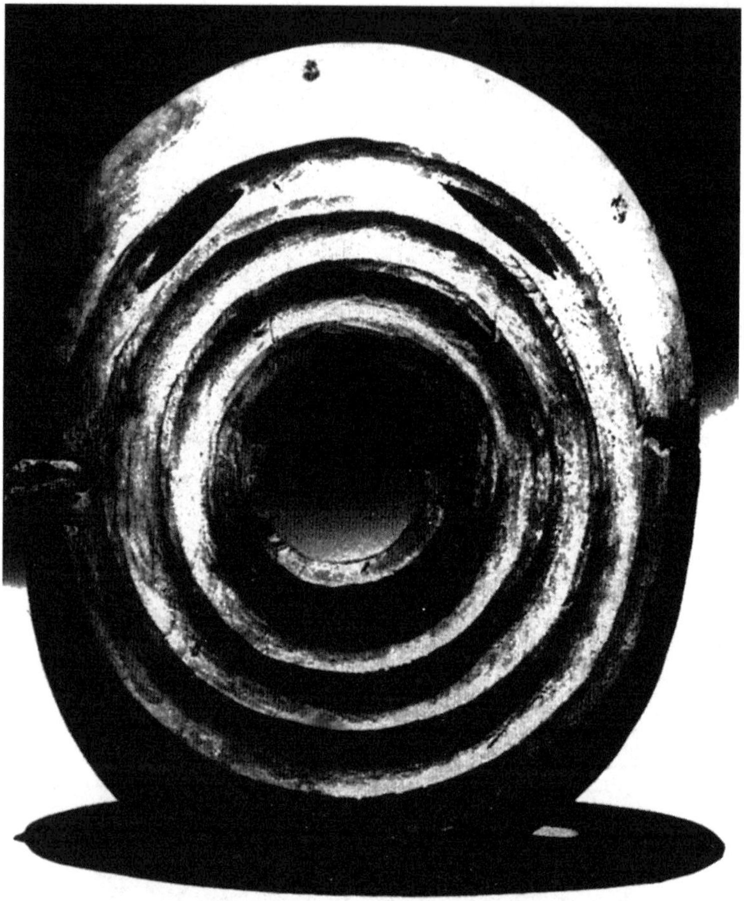

圖四：愛斯基摩薩滿的面具。源自十九世紀加拿大育空河下游。資料來源：史密森尼學會（Smithsonian Institution）國家自然歷史博物館。照片來源：維特・克蘭茲（Victor E. Krantz）。

準備第一次的探索旅程

現在，你已經準備好進行體驗薩滿經驗的第一個練習。這是個簡單的探索旅程，你要通過隧道，進入下部世界。你唯一的任務是穿越隧道；有機會的話，也可以看看隧道後的世界，然後返回。你要在完全了解指示後，才可以開始進行。

要進行這項練

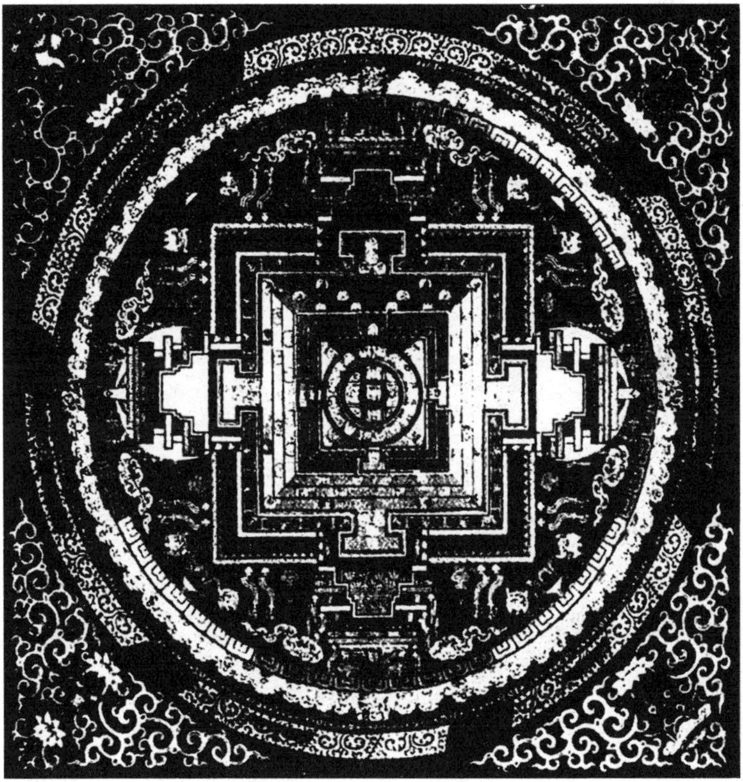

圖五：貢利（Kunrig）曼陀羅。藏傳佛教繪製於布上的唐卡，約源自十五世紀。資料來源：皇家安大略博物館。

習，你需要一個鼓（或薩滿鼓聲的錄音），並有人幫你擊鼓。（作者註：關於鼓樂、錄音帶和光碟資訊，見附錄A。）如果你沒有鼓或錄音機、光碟機，也可以請人在你的頭頂旁用大湯匙快速敲擊硬皮精裝書。不過，這只是權宜之計，通常它的效果遠不及鼓聲。

必須等到自己完全平靜與放鬆之後，才可以開始這項或任何薩滿的練習。在活動進行前二十四小時之內，避免服用任何精神藥物或酒精，如此你才能集中精神與保持專注，腦海中沒有令人困惑的影像。在前個四小時，盡量吃得清淡或完全不進食。選擇一個黑暗且安靜的房間。脫掉鞋子，穿著寬鬆的衣服，舒服的躺在地上，不使用枕頭。深呼吸數次，放鬆四肢。躺在那裡幾分鐘，想著你即將進行的任務。然後閉上眼睛，用手掌或手臂遮住眼睛，擋住所有光線。

現在想像你這輩子曾經見過的某個通往地底的洞。這個地洞或許是來自童年的回憶，或是你上星期看見的，甚至是今天發現的都可以。任何一種探入地底的入口都行，可以是動物挖的地穴、山洞、中空的樹樁、泉水或沼澤，就算是人造的洞口也沒問題。只要你覺得舒服，是你想像得出來的，就是正確的入口。在進入洞口之前，先花一兩、分鐘觀察它。仔細看清楚洞口的細節。

此刻，指示你的夥伴以強力、單調、無變化的快節奏，開始擊鼓。鼓聲的強度或速度都不要有落差，不要忽快忽慢或是忽強忽弱。以每分鐘二百零五到二百二十下的節奏擊鼓，對這趟旅程的效果最好。給自己大約十分鐘的時間進行這趟旅程。指示你的幫手在十分鐘後，停止擊鼓；然後以快速四連響的鼓聲提示你該回來了。接著，你的幫手要立即以極快的節奏連續擊鼓約半分鐘，在你的回程途中以這快節奏的鼓聲陪伴你；最後再以四聲激烈鼓聲，提示你旅程結束。

鼓聲開始時，觀想那個你熟悉的通往地底的開口，進入它，並展開你的旅程。從洞口下去，進入隧道後，一開始你可能會覺得隧道裡很昏暗。它通常會有一點小坡度，偶爾也會突然陡降。隧道有時看起來有稜紋，通常還有點曲折。不過因為通過隧道的速度太快，而無法看清楚這些細節。在順著隧道而行時，你可能會碰到天然的石壁或其他障礙物。這時候，只要繞過它或從縫隙中穿過去即可。如果這樣做行不通，只要回頭重來一次即可。無論如何，你不需過度使力來完成這趟旅程。若是做對了，旅程本身並不費力。要能成功的完成旅程與靈視，關鍵在於態度，一種介於過度努力和絲毫不費力之間的態度。

來到隧道的盡頭時，你會在門口現身。仔細觀察面前的景致，穿梭其中，記住它的種種特徵。持續探索，直到你聽到回程的鼓聲提示為止，然後再從隧道循原路回來。「不要帶回任何東西。」這只是一趟探索之旅。

返回地面之後，坐起身來，張開眼睛。第一次如果沒有成功也不要氣餒。再試一次，這次擊鼓的節奏可以慢些或快些。每個人在不同的情況下，需要的鼓聲節奏也不同。

完成這項練習之後，向夥伴描述你所看見的事物，這樣你就不會忘記經驗中的細節。你或許會想把它寫下來，或透過口述用錄音機錄下來。為了記得這些體驗性的細節而採取的行動，是你累積薩滿意識狀態知識的起點。

參加過我的工作坊的部分學員，很大方的提供他們在這趟初體驗中的經驗。能夠和他人比較自己的經驗，或許能為你帶來一些啟發。以下是他們的經驗，以及我的意見。你會發現，他們有時會提到我將他們從旅程中召喚回來。我常會在團體練習中這樣做，這純粹是為了協調所有學員的進度而已。

十三位學員分享的初體驗

以下是學員第一次通往下部世界的旅程後，直接描述的經驗。他們大多是來自各種不同背景的美國中產階級。在這些描述中，你會發現其中沒有任何限定表達的句型，例如「我假想……」或「我幻想……」。學員隨著鼓聲，利用前述的簡單程序，以全新的方法獲得真實的經驗。他們事後經常形容這趟旅程，是對自己生命影響最深刻的體驗。透過上述的簡單方法，你應該也能獲得類似的經驗。

學員經驗 *1*

這第一位學員的記述，對於隧道壁面經常出現的同心圓現象，提供了很棒的描述。

鼓聲開始後，我在腦海中搜尋我知道或許能成為我所想要的入口處。我想到兩個對我來說很重要，也認為可行的地方……但兩處都不適合；然後我想起在內華達州的金字塔湖畔，有個高原山洞，模樣神祕、景色壯麗，不過感覺我從上面開始，那會是一條冗長的隧道；最後想到童年時拜訪過的一個壯觀的山洞，那是一處觀光勝地，似乎叫做「紅寶石山洞」？它好像位於南方，也許是喬治亞州或是北卡羅萊納州。

總之，那山洞裡充滿鐘乳石和石筍，是一個「真正」的山洞。我來到某個黑暗狹窄的地方，發現這裡和我童年幻想的那個充滿各種動物、恐龍和野獸的洞穴不同，而是一個截然不同的山洞。一圈圈明暗深淺不一的同心圓，不斷在我周圍打開，像是要帶著我走。感覺並不是我在隧道裡移動，而是隧道順著我移動著。最初這一環環是圓形的，它們持續改變形狀，變成垂直的橢圓，而整體一直保持同心圓和移動著。一明一暗的圖案變化，令人聯想到在波浪狀輸送管的稜線之間所散發的模糊光芒。

過程中，我偶爾會感到不耐煩，覺得隧道似乎沒完沒了；後來我提醒自己，能體驗到隧道另一端的世界固然很棒，但能體驗到隧道本身就令人很滿足了。垂直的橢圓，變成水平的橢圓，經過一段時間之後，又逐漸沿著水平軸線擴張開來，開始展開成一片灰濛濛的景致，這是一片地底海洋。我花了一段時間飄過海面，仔細看著海浪在我的下方起伏、聚集又散開。

一路把我帶到這裡的隧道，一直有約十五度的下坡角度；此時這片地底海洋上方的晦暗天空，將引導我到另一條向下急轉九十度的隧道中，我再度被隧道帶著走，穿越它。這條隧道的壁面也是我已經很熟悉的一明一暗的同心圓，感覺像在推著我前進；我並沒有墜落的感覺，而是從容的前進感。

聽到叫我回去的聲音時，我很驚訝，不太甘願的回頭，也有些失望沒能抵達隧道的末端，但同時又對這次的經驗感到很驚異。回程本身相當快速、容易。一股探索和敬畏感在心中縈繞不去。

學員經驗 2

第二位學員也是用山洞做為進入地底的入口，你可以注意到他經歷的是如睡眠般的意識狀態。

我選擇的是我很熟悉的山洞，我去過那裡四、五次了。它位於一片森林之中，入口的直徑大約有四尺寬。經過多條路徑之後，會下到一個很大的空間，然後繼續往下朝山中深入。我得穿越幾個相當深的裂隙，其中有一處得真的用扭動的方式才能穿越——單獨一個人要穿越它並不容易。

我繼續下探到洞穴的最深處，我以前最遠只來到這裡而已。但這次我又走得更遠，最後從另一個入口出來，在這裡應該說是出口才對。出來後，我來到一座熱帶島嶼上，島上有很大片的美麗海岸，很多熱帶鳥類和熱帶植物。一個一般的熱帶樂園！

然後我回來了，感覺幾乎像是睡了一覺，但我對自己有足夠的了解，我知道自己什麼時候在睡覺，什麼時候不是在睡覺。

學員經驗 *3*

下個例子也是利用山洞做為入口：

我好像花了很長一段時間才啟程。最後終於專注在我到法國旅行時去過的一個原始人曾經住過的山洞。我走著，持續不斷的走著。山洞本身似乎不曾低於我的身高，所以我不必爬行，就一直走著。最後，山洞擴張開來變成一個大洞口。我走出去了，眼前是個懸崖。我繞著懸崖往上爬到山坡上，坐在洞口上方，觀賞著一片又深又寬廣的風景。然後我就回來了。

學員經驗 4

具有非尋常的薩滿潛能的人，在第一次的經驗中，除了用看的方式之外，甚至可以感受、聽見和聞到他們的經驗。在下面這個例子中，當事人除了單純的看見之外，還感受到手腳並用的爬行感、滑行感以及水的冰涼感。

我從目前住的土地上的一條小溪開始走。在走進一顆巨石下方後，覺得自己變得越來越小，然後進入了一條非常狹小的潮濕通道，它向上延伸好一段路。我覺得自己手腳並用的爬著，裡面一片漆黑。洞口一消失在視線中，裡面立即變得非常黑暗。通道突然開始下降，我完全不知道它通往何處，感覺是在潮濕的石頭上往下滑，最後來到一個很大的空間，裡面有個水塘，池中水非常冰冷。

水塘的對岸有個小光點，我覺得在那光點之後或之外一定還有什麼，所以決定越過水塘，我一邊涉水、一邊游泳，記得有一股很冷的感覺。然後又爬上很陡峭的小通道，像是在洞穴中。走出洞穴後，我來到一片翠綠無比的草原，這裡有一棵巨大的橡樹形成遮蔭。我坐在橡樹下，發現身上穿著皮衣，像是印第安人的綁腿和裙子。

當回去的時間來臨時，我正舒服的坐在那棵樹下。我有點不高興自己得回去了，不過我還是當了好學生，遵循指示。從水池爬出來時，我發現綁腿不見了，我還是穿著牛仔褲和登山鞋。我再度回到小溪，天空是灰濛濛的陰天。這場旅程感覺像是到家了，回到我所屬的地方。

學員經驗 *5*

下個例子裡的旅者，不僅感覺到「濕冷的土壤」，也聽到潺潺流水，在下部世界的山頂佇立時，還感受到風的吹拂。

一開始我遭遇了一點困難，因為你要我們選個開口進入，我腦海裡出現兩個影像。我先試了其中一個，那是個被挖土機在山坡上挖出來的，一個像山洞的開口。我爬到洞裡，但裡面無處可去，我無法用觀想的方式開啟它。

所以我去了另一個地方，那是我朋友土地上一棵中空的樹幹，我大約一個月前去過那裡。我爬進樹幹中，順著一個我勉強塞得進去的小開口，往地底下爬去。我趴在地上爬了進去。裡面不是那種不舒服的泥巴感，比較像是濕冷的土壤。在某個時間點，我聽到潺潺水聲。我提到的這片土地上，有條小溪流經。我可以模糊的聽到水聲，知道我正在穿越小溪的下方。爬了很長一段距離後，我從一個山頂出來了。

從山頂向四面八方看去的感覺真的很棒。站在山頂上時，我感覺到一陣風從後方吹來，像是風用一種非常美的感受把我填滿。

你告訴我們該回來時，我又趴在地上展開回程的旅程。當鼓聲變快時，我焦慮了起來，心跳也加快了，因為我不確定是否能及時趕回來。事實上，我很試圖趕回來，可是洞口很小。最後在你擊下最後一次鼓時，我好像看到一道閃光。

學員經驗 6

在下個例子中，學員不僅體驗到嗅覺，還在返回到地面時找到新的出入口。

我啟程時是在海裡游泳，然後進入了一個直徑有數百尺寬的巨大漩渦中。它把我不斷的捲下去、捲下去、又再捲下去，這整個旅程大都是這樣度過的。我一直想著要怎樣才能安全著陸？最後終於掙脫了漩渦，掉落到一朵龐大的雛菊上。它大到足以緩衝我墜落下來的衝力，而且聞起來很舒服。然後你說該回來了，我找到一個山洞，那是一系列的山洞，我就從那之中咻一下飛回來。

學員經驗 7

下面這個案例顯示了一個人在薩滿意識狀態中學習新的能力，例如如何「在土地裡游泳」，藉此透過經驗累積薩滿知識，學習如何執行在尋常世界中不可能達成的事情。

我來到隧道的底部，然後來到底部的水裡。我要從水中進入，可是得在水裡探索一番，試圖在岩石中找到裂縫，我真的不知道要如何在岩石中旅行。但我後來發現如果把四肢展開，讓自己變得更扁平些，我就能在土地裡游動。

學員經驗 8

同樣的，薩滿在薩滿意識狀態中，能學會如何變形成為其他形態的物體，就像下面這個案例。注意到這個人在極端的變形過程中，同時也非常清楚的察覺到尋常世界的存在。這在薩滿工作中是很常見的現象；把一小部分的意識留在尋常意識狀態中，監控尋常世界，藉此提供一座可以相當快速全然返回尋常意識狀態的橋樑。

我穿越記憶中年輕時去過的一座森林裡的空地。走過空地時，我很清楚的意識到我有多麼小，而周圍的一切都比我大許多，彷彿我正在穿越一條隧道。我察覺到森林裡的聲音和味道，還有自己的體型。

我進到一個山洞中，它不太深。突然間我把自己溶解了，變成一灘水，攤在那裡，滲入縫隙之中。我對這個房間裡所發生的事情也很清楚，聽著你打鼓的聲音。也就是說我同時處在兩個現實之中。最後又以同樣的方式回來。

學員經驗 *9*

偶爾，在穿越隧道時，也可能會失去方向感或被「困住」。連經驗老到的希瓦洛族薩滿偶爾也會遭遇這種情況。假使找不到出路，你只需要放輕鬆，等待一會兒，就能毫不費力的回來，即使過程很緩慢也沒關係，就像下面的例子一樣。

有一次我在露營時看到許多地松鼠，滿地都是牠們挖的洞。我就是從那裡下去的，從牠們挖的其中的一個洞進入地底。最初，我開始穿越這些小隧道，突然間我來到一個所有隧道都往下垂降的地方，我開始以很快速的速度垂直下降。我看不到盡頭，下降了很長一段時間，停不下來，也不知道我要往哪裡去。四周一片漆黑，我在裡面失去了方向感。我回來的速度不像下去時那麼快，但最後終於回來了，而我也不是從同一條路回來的。

學員經驗 *10*

即使是熟練的薩滿，也可能無法在下降時成功穿透障礙。這時候確實也別無他法，只能像下面這個人一樣回頭。

我從一條河中的溫泉口進入。溫泉是從河床噴發出來的。我下去之後嘗試看著周圍的模樣，我看不到顏色或任何東西，最後來到一片熔岩或岩漿上。我不知道該如何看透它，讓我能跟著它前進。我困在那裡不知該如何是好。接著你擊鼓叫我們回來，我就回來了。

學員經驗 11

對一位具有不尋常薩滿潛能的人來說，即使是在第一次旅程也有可能遇見動物、植物，乃至人物，以下這個例子就是如此。他在第一次旅程中就體驗到飛翔的經驗，更進一步顯示出他所具有的潛在可能。記得稍早提及的愛斯基摩薩滿，在進入地底時遭遇到的困難。即使是極具潛能的人，薩滿工作有時也會困難重重。

我進到一個我所知道的洞穴中。我記得裡面有個無人探索過的區塊，我就決定從那裡下去。有很長一段時間，隧道都非常狹窄，我得又推又擠才能通過。突然間我來到一個很寬大的空間，這又持續了很長一段路，我不停前進又前進，我察覺到還有很長一段路要走，忽然飛了起來。

我移動得非常快速，整段路都用飛的。我來到某種中心位置後，看見到處都是自然界的靈性存有，各種乙太體。最初它們只是隨處站著，接著全都開始隨著鼓聲起舞。它們同時全都以同樣的方式移動，我看見各種不同的形體。有個形體是隻眼睛很大的青蛙，看起來很奇怪；還有個很高大的樹形體。它們全都跟著鼓聲移動。當你說回來時，我就回來了。

學員經驗 12

下個案例也遇見了動物。這個人遇見翼手鳥；他具備了恰當的薩滿信心，感覺到不必對此感到害怕：

我從廢棄的舊礦坑下去，到達時那裡變得很暗。不知怎麼的，我並沒有真的展開旅程。之後，某個附有輪子的平台出現了，它載著我開始往坑道裡下去。不久坑道變得越來越亮，色調變得很黃。裡面有許多獨立的小穴室，每個穴室都有一隻動物在裡面，那些是各種史前動物。每一隻都在做事，我不知道牠們在做什麼，但是牠們的動作有種驚人的躁動感。

台車的速度減緩了，坑道依然呈現泛黃的色調。我轉頭看著動物們，有個像是翼手龍的紅黑色形體從牆面浮現。牠有頭冠，正對著我拍著翅膀。我並不覺得害怕，牠看起來更像是在玩。然後你叫我們回來，聽到你的召喚時，牠表現得像是希望我留下來。而台車開始朝開口處回去，我就回來了。

學員經驗 13

在最後一個首次旅程的案例中，這個人覺得他帶回某種有益或良善的存在體。這是典型的薩滿工作，他在第一次薩滿意識狀態的經驗中，就本能的碰巧遭遇到。我問他是否已經知道我在工作坊中都做些什麼，因為這可能會讓他有這樣的經驗。不過他回答：「不，我試著尋找工作坊的訊息，什麼也沒找到。」可想而知，這個人相當具有薩滿潛能。

我在一條小溪展開旅程。我跳到溪中，順著水流進入隧道。出來時，我來到山邊一處有另一條小溪流注的空地。我面向西北方，不知為何，我就是知道我面對的是西北方。我坐下來，小溪在我的左邊，森林在我的右邊。其他地方的感覺都不對，但這個位置的感覺非常完美。

然後我就回來了。我跳進溪裡，游回我啟程的洞口。奇怪的是當我出來的時候，我有種很清晰的感覺，覺得某種東西跟著我回來了。它就在我身後。它是有益的或良善的，不是壞東西。

第三章——在薩滿意識狀態中，所見如是

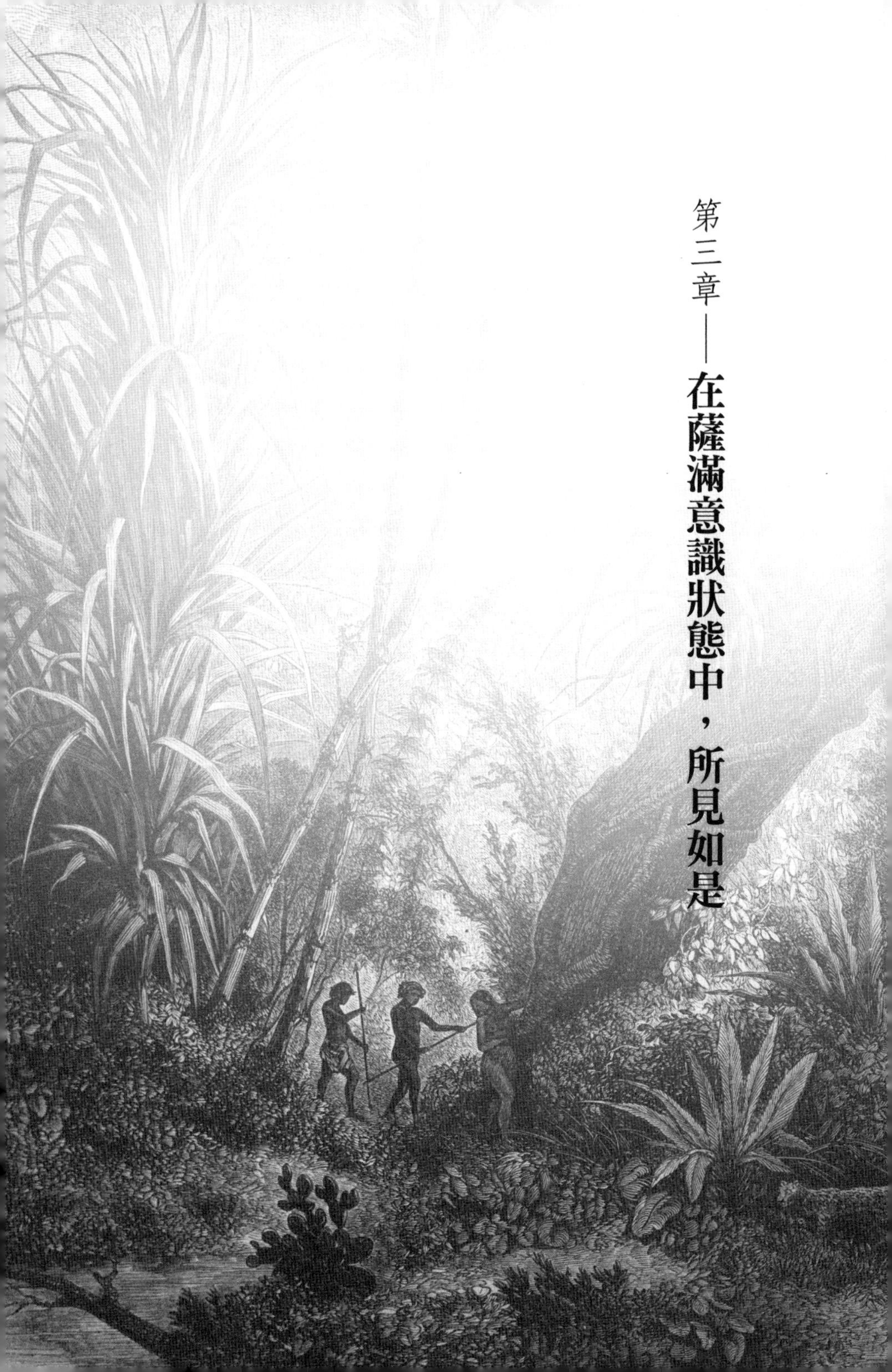

薩滿代表的是人類已知分布最廣、最古老的身心療癒系統。根據考古學及人類學的證據顯示，薩滿存在至少有二萬到三萬年的歷史，不過它很可能比這些推測更古老，畢竟，人類這種靈長類在地球上已經存在超過二、三百萬年了。

至今（直到最近），薩滿相關知識的主要保存者，一直是保有原始文化的部落。他們所保存的知識是祖先流傳了數百個人類世代，歷經各種生死境況才取得的。他們千辛萬苦的學習，並且運用這些知識來維護健康與力量、對抗重大疾病，應付死亡帶來的威脅與創傷。由於他們的文化幾乎都沒有文字紀錄，這些古老知識的守護者對我們來說更顯重要，因為我們只能從仍然在世的薩滿身上，才能學習到薩滿的工作方式。

薩滿知識有驚人的一致性

薩滿的職責與工作方式最異乎尋常的地方，在於他們縱使分隔千里且地處偏遠，在全球各地的呈現方式竟都非常相似，其中包括了澳洲、北美與南美原住民，以及西伯利亞、中亞、東歐、北歐和南非的原住民。就連地中海的經典歷史文獻，或中世紀及文藝復興時期的西歐文獻，也能找到基本薩滿知識的蹤影，直到宗教法庭的審判期，薩滿知識才遭到大舉消滅。

薩滿的工作方式與信念在世界各地普遍的相似之處，在伊利亞德的經典著作《薩滿》

（*Shamanism*）中有詳細的記載。[1]正是因為這套古老力量與療癒系統所保有的一致性，使伊利亞德和諸多人士能充滿信心的在彼此隔離的部族間談論薩滿的存在。[2]有位人類學家如此寫道：「如今凡是可以遇見薩滿的地方，不論是亞洲、澳洲、非洲或北美及南美洲，基本上都是以相同的方式和類似的技術在運作，也就是由薩滿擔任所屬團體及成員的心靈與生態平衡的守護者，做為有形與無形世界之間的中間人，成為靈性存有的主人，超自然的療癒者等等。」薩滿能夠「超越人類限制，自由來回穿梭於宇宙各平面之間……」[3]

其他人類學家也察覺到世界各地的基礎薩滿知識有驚人的一致性。譬如韋伯特（Wilbert）寫到委內瑞拉的印第安人瓦老族（Warao）的薩滿本質時，如此記載：「任何熟悉薩滿文獻的人一眼就能看出瓦老的經驗中，不乏非常普遍可見的……」他提列了一長串瓦老薩滿與其他地區，包括澳洲、印尼、日本、中國、西伯利亞、北美、墨西哥和南美原住民等，共有的做法與信念。韋伯特更進一步提出結論，認為委內瑞拉的瓦老族和遠隔一個海洋及一座大陸的澳洲威拉傑里族，兩者的薩滿旅程「不僅在大致的內容上，乃至在特定細節上……都有驚人的相似之處」。[4]

各個原始文化中的薩滿，在面對力量與療癒時的做法，基本上都保有相似的型態；但在周圍環境的對比下，且在面對截然不同的實質生存問題時，採取了差異極大的適應手法。歷經史前時代的遷徙與隔離，許多族群與其他的人類家族分離超過一、兩萬年。然而即使經過如此漫長的歲月，薩滿的基本知識並不見大幅的變化。

為什會如此呢？這顯然不是因為原始部落缺乏想像力，因為他們在社會體系、藝術、經濟和許多文化層面上，都呈現出極大的對比與變化。那麼，為什麼薩滿知識在全球各地不同的原始世界中，都依然維持著基本的一致性？

我認為答案很簡單，單純是因為它管用。在歷經千萬年的嘗試與錯誤之後，即便是處在截然不同的生態與文化情境中的族群，對於薩滿力量與療癒的基本原則和方法依然得到相同的結論。

薩滿興盛於缺乏現代醫藥科技新知的古老文化中。我認為正是因為文化科技的不足，迫使部落成員必須發展出人類心智可達成的最高度能力，以便應付重大的健康和生存問題。在面對健康和心智潛能的療癒時，人類所採用的一些最有趣的方式，正是低科技發展文化中的薩滿們所採取的做法。

守護靈和靈性幫手

薩滿在執行工作時，需要依賴非常特定的個人力量，這些力量往往是由他的守護靈和靈性幫手所提供。通常每位薩滿不論是否擁有靈性幫手，都至少有一位守護靈為他服務。盧絲・班迺迪克（Ruth F. Benedict）在談論北美原住民對於守護靈概念的經典著作中，描述薩滿「幾乎在每一處，在某種形式或層次上，都是以靈境守護靈綜合體（vision-guardian spirit complex）的概念為中心來建構……」[5]

守護靈在北美以外的地區，也具有同等重要的地位；不過人類學文獻經常以其他名號來稱呼它，例如西伯利亞薩滿中有「保護靈」（tutelary spirit）在運作，墨西哥及瓜地馬拉則稱之為納霍爾（nagual）。澳洲文獻稱之為「助手圖騰」（assistant totem），歐洲的文獻中則有「妖精」（familiar）。守護靈有些時候不過就是一位「朋友」或「夥伴」。然而不論人們怎麼稱呼，守護靈都是薩滿在運作上根本的力量來源。

要得到守護靈最著名方法，就是在偏遠荒郊野地中進行靈境追尋，這個地點通常是一個洞穴、山頂、很高的瀑布，或希洛瓦人是在夜間無人的小徑。有時也可能透過非自願或特殊的薩滿方法得到自己的守護靈。

如果少了守護靈，薩滿工作將變得不可能，因為薩滿必須擁有這股強大而基本的力量來源，才能應付與掌控非尋常的或是靈性界的力量，這些力量的存在與影響對人們來說通常是隱匿難見的。守護靈往往是個力量動物，這個靈性存有不僅保護和服務薩滿，更是薩滿的另一個身分或密友。

不過，一個擁有守護靈的人不見得就是薩滿。如希瓦洛族所指出的，一個成人不論有沒有察覺過這樣的事，都可能擁有守護靈，或小時候曾經獲得守護靈的幫助，否則無法擁有能使他順利長大成人的保護力量。擁有守護靈的一般人與薩滿最大的差別，在於薩滿是積極主動的在非尋常意識狀態中，透過守護靈來工作。薩滿經常會看見並向守護靈尋求諮詢，他與守護靈一起進行薩滿旅程，得到守護靈的協助，並運用祂的力量使他人從疾病或創傷中復原。

通常一位力量強大的薩滿除了擁有守護靈外，還有許多靈性幫手。和守護靈比起來，靈性幫手是較弱的個別力量，但一位薩滿或許會擁有數百個靈性幫手供他差遣，因此形成一股強大的集體力量。這些靈性幫手都具有完成特定任務的特殊功能。一位薩滿往往要花上許多年才能累積到一大群靈性幫手。

性別對薩滿的資質與潛能似乎沒有什麼明顯影響。在許多社會中，譬如希瓦洛族，基於經濟和社會等與薩滿工作本身毫無關聯的因素，多數的薩滿都是男性。但希瓦洛族的女性完成撫養小孩的任務後，即使到了中年，有時也會變成薩滿，而且是威力強大的薩滿。同樣的，在中世紀和文藝復興時期的歐洲，寡婦和年長的女性也會藉由成為療癒薩滿，來維持自己的生計。她們被宗教法庭稱為「女巫」，而基督教傳教士至今，仍普遍稱非西方世界的薩滿叫做巫師。

在不同現實之間穿梭自如的能力

薩滿的主要角色是療癒者，不過他們對占卜也有所涉獵，能為族群成員觀看現在、過去和未來。薩滿是一位「預見者」。而我們所謂的預言指的就是這類活動，一種幾乎消失的歐洲薩滿傳承所殘存的活動。薩滿也有靈視能力，能看見此刻發生在其他地區的事件。

薩滿能在不同現實之間移動，是個利用神話般的技藝，在不同意識狀態中移動的魔法運動員。如同卡斯塔尼達的戲劇性描述一樣，薩滿是尋常世界與非尋常世界之間的中間人。薩滿也是一位「力量仲介」（power-broker），因為他能操控靈性力量來幫助他人，使人們的健康重獲平衡。人們可召喚薩滿來幫助失神落魄的人，也就是失去了個人守護靈乃至自身靈魂的人。在這類案例中，薩滿會展開一趟療癒旅程，進入非尋常世界中，去尋找失去的守護靈或靈魂，並將之帶回到患者身上。當患者遭受的是局部性的疼痛或疾病時，薩滿的工作是祛除有害的力量，幫助患者重獲健康。所以，薩滿療癒的兩個基本訴求工作就是：恢復有益的力量，以及祛除有害的力量。

在進行這些療癒工作時，薩滿必須有能力往返於不同的現實之間。為了達成任務，在某些文化中，薩滿會服用改變意識狀態的物質；然而，還有許多文化並不這麼做。[6]事實上，有些精神藥物（psychoactive materials）會干擾薩滿工作時必需的專注力。

關於薩滿，有個有趣的現象，也就是在療癒時若是涉及藥物，服藥的往往是治療師或療癒者，而非患者，雖然也有些例外的案例是兩者都服藥。不過只要能夠了解薩滿在工作時必須進入意識轉換狀態，就不難理解這種相反於西方醫療的做法。服藥的目的，是要取得進入隱藏世界的方法，而這是薩滿的責任，而不是患者的。

在本質上，薩滿啟蒙是一種漸進的經驗，目的是要學習如何成功的進入薩滿意識狀態，並在薩滿意識狀態中觀看和遊歷；如何獲得個人守護靈的知識與確認，並在薩滿意識狀態中得到守護靈的協助，以及學會如何透過薩滿的身分成功的幫助他人。進階薩滿的特徵，則是擁有關於自己的靈性幫手的知識與確認。此外，還有其他更進階及重要的薩滿經驗，但它們不在本書探討的範圍之內。當你成功的經歷了上述三個階段時，你大概就可以自稱為薩滿。不過，薩滿的啟蒙之旅是一段永不止息的努力和喜悅，你是否確實具備了薩滿的身分，決定權掌握在那些你試圖幫助的人們手中。

累積經驗，成為薩滿大師

學會基本原則、方法及薩滿宇宙觀之後，一位新手薩滿會透過薩滿工作與旅程來建立屬於個人的知識與力量。隨著知識的獲得，薩滿遂成為他人的引導者。例如，部落中有人做了夢或得到靈視，前來向薩滿詢問其中的意義。薩滿大師將有能力根據他至今所體驗與學到的經驗回答：「沒錯，你所經歷的符合……狀況。」薩滿總是不停的嘗試清楚表達出他個人的啟示經驗，彷彿這些經驗是龐大的宇宙拼圖的碎片。想要對宇宙拼圖擁有高層次的認識，通常需要多年的薩滿經驗，就算是薩滿大師也不見得能夠在有生之年完成這幅拼圖。

一位真正的薩滿大師並不質疑他人經驗的可信度，不過能力較差、不夠謙遜的薩滿則有可能這麼做。即便是最不尋常的經驗，一位薩滿大師也會試著將之整合到以自己的旅程為主要基礎的整體宇宙觀中。如果能輕鬆的做到這一點，應該就是一位大師，一如那位印第安科尼波族薩滿曾經對我說過的：「喔，牠們老是這樣說。」

薩滿大師從來不會認為你經歷的是一場幻想。這是薩滿與科學之間的差別之一。不過薩滿與科學家之間仍有相似的地方。這兩個世界中的佼佼者，都對宇宙與自然的龐雜與壯觀感到驚嘆與敬畏，明白他們這輩子只能觀察和領會到這一切的其中一小部分而已。薩滿和科學家都會親自探索研究宇宙的奧秘，兩者都相信宇宙根本的因果進程其實隱藏在尋常觀察之外。薩滿大師或科學大師都不允許教會的教條和政治權威干預他們的探索。所以伽利略會被指控施行巫術（薩滿工作），並不令人感到意外。

薩滿是實驗觀察家。實驗觀察主義的定義之一是「強調經驗，尤其是感官經驗的工作」（《韋氏新國際字典第三版》〔*Webster's Third New International Dictionary*〕）。薩滿的確是仰賴感官感覺的親身經驗來獲取知識。儘管如此，薩滿大師是謙遜的；畢竟，沒有人真的知道這一切是怎麼回事。每個人對宇宙的觀感都受限於自己的那扇小窗。一如莫哈維族（Mohave）的女士哈瑪・烏斯（Hama: Utce）所說：「每位薩滿述說的創世故事都不同，你可以聽到各種版本。所有故事敘述的都是同一件事，只是說故事的方法不一樣，彷彿每個目擊者在說故事時，都會記得或忘記不同的細節。就好像一個印第安人、一個黑人和一個法國人，各以自己的方法說故事；又好像是我、我丈夫西夫蘇．土撲．瑪（Hivsu: Tupo: ma，「裸燒」之意）和你在目睹車禍之後，各自描述同一事件一樣。」[7]

薩滿不僅身體力行，也充滿知識。他們接受請求後，會藉由在隱藏的實相世界之間出入，來服務社群大眾。但是，能夠成為知識、力量和療癒大師的薩滿，為數不多。通常薩滿所屬的族群成員，對於某位薩滿是否精通其術，是否能夠成功療癒族人的評價，具有重要影響力。薩滿的「行醫紀錄」眾所周知，人們在面對攸關生死的事件時，會依此紀錄決定要去找哪位薩滿。因此，雖然很多人都能成為薩滿，只有少數會被公認為其中的佼佼者。

薩滿花在非尋常世界中的運作時間，只占其生活的小部分，而且只在需要時才會執行薩滿工作，因為薩滿是一份兼差工作。在希瓦洛族、科尼波族和愛斯基摩人，以及其他主要原始族群中，薩滿大師也經常積極參與社群的經濟、社會，乃至政治事務。他往往是資深的獵人或園藝家、工藝家、藝術家、思想家，是有承擔的家庭及社區成員。有能力在兩個不同現實中成功的運作，也是薩滿大師擁有力量的證據。

他在進行薩滿工作時，會恪守薩滿戒律；不做薩滿工作時，則遵守尋常世界的規則。薩滿認真而刻意的在兩個現實之間慎重的往來。不論是在哪個現實中，薩滿都會依適用於該現實的方式來思考與行動，而且在非尋常世界與尋常世界的活動中都有想要精通的目標。只有在兩個現實中都能成功精通其技的人，才堪稱為薩滿大師。

從薩滿觀點，分辨不同的意識狀態

薩滿的兩個世界，即非尋常世界及尋常世界，各自有其相關的意識狀態。只有處在適當的意識狀態，才能成功應對那個世界中的事物。也就是說，一個人在忙碌的街道上過馬路所需的意識狀態，必然與進入薩滿的下部世界的意識狀態不同。薩滿大師很清楚他所處的每個情境，應該採取什麼樣適當的意識狀態，並且能在有需要時進入相對應的意識狀態。

儘管有些缺乏實際經驗的西方哲學家，長期以來一直否定原始部落對尋常世界與隱藏世界說法的合理性，而且顯然認為原始部落無法區別兩者；但對兩個世界都具有感知能力的，是典型的薩滿狀態。如我之前解釋過的，希瓦洛族不僅有意識的區別這兩者，而且認為非尋常世界或所謂的隱藏世界具有極大的重要性。[8]我認同艾克．霍特克蘭茲（Ake Hultkrantz）所說的：「……就算這些〔原始〕部落並未在有意識的狀態下進行這種二分法（他們有時是有意識的），事實上其認知狀態已經在無意識中處於二分法的模式。這種現象的證據之一是薩滿的出神狀態。狂喜的世界是超自然力量與媒介的世界，薩滿為此投入其中。他存在於兩個世界中：在非出神狀態時，他和部落一起過著日常生活；在出神狀態中，他是超自然界的一部分，分享著靈界的潛能，擁有飛翔、變形、與靈性幫手合一等等各種能力。」[9]

我在此所強調的薩滿意識狀態及尋常意識狀態經驗的對比，或如卡斯塔尼達對非尋常世界與尋常世界的區別，通常不會在薩滿彼此之間，甚至與西方人對話時做出區別。也就是說，你聽到某位希瓦洛族薩滿在日常生活對話時，會聽見一些對西方人來說顯然是荒謬或不可能的事。例如，他可能會告訴你，他用薩滿力量劈開了遠方某棵樹，或是在鄰居的胸膛裡看見了上下顛倒的彩虹。緊接著又告訴你他正在製作一把新的吹箭，或他昨天早上出門打獵去了。

在此，問題不是西方哲學家所想的那樣，認為希瓦洛族這類原始部落呈現的是一種原始「邏輯前」（prelogical）的思維。問題在於從薩滿觀點看來，西方人實在太單純。對部落族人來說，希瓦洛族薩滿並不需要特別說明他是在什麼狀態下有了某一特定經驗，他們馬上就知道了，因為他們已經知道在薩滿意識狀態下會產生怎樣的經驗，在尋常意識狀態下又會有哪些經驗。只有西方的局外人缺乏這種知識背景。

希瓦洛族豐富而老練的經驗並無獨特之處；事實上，這種狀態幾乎存在於所有具薩滿信念的文化中。可惜由於西方觀察家對於意識轉換狀態缺乏廣泛的經驗，所以當提供資訊的原住民經歷到「不可能的」經驗時，西方觀察家往往無法針對這些經驗的認知狀態加以詢問。澳洲人類學家史坦納（W. E. H. Stanner）對此的觀察相當準確：「不幸的是歐洲人第一次遇到這種事時，很容易就認為這種『神秘主義』主導了『所有』原住民的思想。事實上，並非如此。『邏輯』思考及

『理性』行為就和歐洲人較單純的生活面一樣，也存在於原住民的生活……如果有人想要目睹真正高明的推論思考模式的示範，只需要觀察〔原住民〕如何追蹤受傷的袋鼠，並且說服追蹤者解釋他為何以特定方式來詮釋所看見的蹤跡即可。」[10]

換句話說，原始部落的思維是沒有侷限的，是我們不了解與不尊重原住民的雙重世界經驗本質。由於西方文化不具備薩滿理念，所以必須先教導薩滿理念，以便區分薩滿意識狀態及尋常意識狀態，或是卡斯塔尼達所說的非尋常世界與尋常世界。只有當你成為薩滿之後，而且有其他薩滿可以和你對談時，才能像希瓦洛族或澳洲原住民一樣，不必為某一經驗特別說明你所處的是哪一種意識狀態。你的聽眾若已經具備這些知識，就會懂得。

淺層的出神狀態與深層的靈境追尋

意識轉換狀態中的薩滿意識狀態，包括了各種深淺不一的出神狀態，從非常淺層（諸如許多北美印第安薩滿）到非常深層（如拉普人〔Lapps〕，他們的薩滿會呈現短暫的昏迷）的狀態。西伯利亞的薩滿，據說能進入各種程度的出神狀態。霍特克蘭茲也指出：「因此宣稱薩滿出神狀態深度都一樣的看法是種誤解。」[11]同樣的，伊利亞德也察覺到：「烏戈爾人（Ugrians）薩滿的狂喜，更像是一種『啟示狀態』（state of inspiration）而非出神狀態；薩滿看得見也聽得見靈性存有；他『被帶離自己』，因為他正透過狂喜方式旅行到遠方，不過他並非處在無意識的狀態。他是一位觀想者，也得到啟示。儘管如此，他的基本經驗還是一種狂喜狀態，和其他地區的薩滿一樣，要達到這種狀態的主要方式是透過巫術信仰音樂（magico-religious music）。」[12]

可以肯定的是在進行薩滿工作時，某種程度上的意識轉換是必要的。西方的局外觀察家往往無法察覺到薩滿處在一種淺層的出神狀態，而這正是因為他們是缺乏個人薩滿經驗的外在觀察者。霍特克蘭茲適度的指出：「薩滿的舉動看起來像是處在清醒的狀態，但事實上，他的腦海裡充滿了內在影像。我曾目睹過一位北美的巫醫，在局外人不易察覺的朦朧狀態中進行治療；事後他對我說明治療過程中所見到的事物時，明顯顯示他當時正處在淺層的出神狀態。」[13]

一位薩滿在人生早年尚未步上薩滿之路前的某個關鍵時期，可能曾經進入深層的意識轉換狀態，不過這在個人和文化上都有許多例外。這種深層經驗有時是在有意識的進行靈境追尋，以求得守護靈力量時發生的。偶爾也會發生在嚴重疾病的高峰期，這在北美和南美印第安部落，以及西伯利亞原住民中都有跡可尋。這種極端深刻且具啟示性的經驗，往往會激勵並且導致個人走上薩滿之路。我一九六一年在科尼波的致幻經驗，就是我的親身案例。

我將避免使用所謂的「出神狀態」一詞，因為西方文化對這個用詞的觀念往往帶有無意識狀態（nonconscious state）的暗示。萊因哈德（Reinhard）也一樣避開使用「出神狀態」，他認為「……我們真正想說明的是薩滿是一種非尋常心靈狀態，在某些案例中，這意味的不是失去意

識，而是一種意識轉換狀態。」[14] *

只有在薩滿意識狀態中，才能以薩滿的方式「看見」。這可以稱為「觀想」（visualizing）、「造影」（imaging），或如澳洲原住民所說的，是用「利眼」（the strong eye）觀看[15]。雖然這種觀看是在意識轉換狀態中進行，但若是把這種觀看視為幻覺，對於想要對此有直接認識的人來說，則是一種缺乏經驗基礎的有害成見。就像知名澳洲人類學家艾爾金所說，原住民薩滿觀想的影像，「並非幻想。那是一種經觀想與外顯之後的神智結構，它甚至能夠獨立存在於創造者之外一段時間……當事人在經歷影像時雖然無法動彈，卻仍然能意識到周遭發生的一切。〔澳洲〕新南威爾斯省卡坦部落（Kattang）的一位薩滿告訴我……他能看見也知道正在發生什麼事，但是他就像死了一樣，毫無感覺」。[16]

* 關於意識轉換狀態，最廣為接受的定義是由阿諾．路德維格（Arnold M. Ludwig）所提出的描述：「任何一種由各種生理、心理或藥物手段或媒介所引發的神智狀態，且能由個體自身主觀（或由任何客觀的個別觀察者）認定其主觀經驗或心理功能，已偏離個體在警覺而清醒的意識狀態下特定的一般常態。」（Ludwig 1972:11）路德維格的定義有個問題，也就是他暗示「警覺而清醒」的狀態可能並非意識轉換狀態的特徵。雖然有時候處於薩滿意識狀態的薩滿並未保持警覺或清醒，但他就算不是在完全清醒的狀態下，也往往保持著警覺；更常見的是他在薩滿意識狀態中同時保持警覺與清醒。卡茲（Katz, 1976a: 282-283）在研究布希曼人的出神療癒時，也對路德維格的定義表達了異議。

用鼓聲、沙鈴、舞蹈與唱歌，轉換意識狀態

不同於西方靈媒或迦勒比及爪哇人靈體附身舞者特有的出神狀態，薩滿在回到尋常意識狀態後，通常仍可完全回想起在薩滿意識狀態中的經驗。[17]換句話說，薩滿意識狀態普遍來說並沒有失憶的現象。薩滿進入薩滿意識狀態後，部分的意識往往仍與生理或物質環境的尋常世界保持輕微的連結。這種淺層出神狀態也是他需要鼓聲伴隨，好幫助他維持在薩滿意識狀態的原因。鼓聲若是停止，他可能會迅速回到尋常意識狀態，而無法完成任務。

要進入薩滿意識狀態的基本工具，包括鼓和沙鈴。薩滿通常嚴格限制，只能將鼓及沙鈴用於引發及維持薩滿意識狀態的活動上，如此他才能在無意識中，將鼓與沙鈴和嚴肅的薩滿工作自動連結起來。沙鈴和鼓最初穩定而單調的聲音，已經在過去的經驗中反覆與薩滿意識狀態連結在一起，在腦海中成為返回薩滿意識狀態的信號。因此，一位經驗老到的薩滿只要聽到熟悉的沙鈴或（及）鼓聲幾分鐘，通常就足以進入多數薩滿工作所需的淺層出神狀態。

反覆不斷的鼓聲，通常是在薩滿意識狀態中執行薩滿任務的基本條件。西伯利亞和其他地區的薩滿有時會把鼓聲比喻為「馬」或「獨木舟」，將他們載運到下部世界或上部世界；這種說法是有道理的。穩定而單調的鼓聲，彷彿一波波乘載的浪潮，先是幫助薩滿進入薩滿意識狀態，然後在他的旅程中支撐著他。

鼓聲彷如「坐騎」或「馬」的重要性，可見於西伯利亞的蘇約特族（Soyot，也稱圖瓦〔Tuvans〕）薩滿所寫的詩篇中：

〈薩滿之鼓〉

喔！我多彩的鼓
你站在前方角落
喔！我歡樂豔麗的鼓
你站在這裡
願你的肩頸壯碩。

聽啊，喔，聽我的馬——你這隻母紅鹿！
聽啊，喔，聽我的馬——你這頭熊！
聽啊，喔，聽你〔這頭熊〕！

喔，豔麗的鼓站在前方角落
我的坐騎們——公的母的紅鹿。
安靜啊，鏗鏘有力的鼓，

覆皮的鼓
充滿我的祝福
如輕快的雲朵，搭載著我
穿越幽暗的土地
掠過陰沉的天空
如風一般飛掠而過
飛越山的巔峰！[18]

內爾（Neher）的實驗研究顯示，鼓聲能使中央神經系統產生變化。節奏性的刺激引發電極傳導作用，使「通常不受影響的許多感官和腦部運動神經區，透過它們與受刺激的感官區域的連結」受到影響。[19]這是因為單獨的一聲鼓聲其實包含了許多聲波頻率，因此能沿著大腦內的各種神經迴路同時傳導多種脈衝。此外，鼓聲發出的主要是低週波頻率，這表示鼓聲能傳遞給腦部的能量比高頻率的聲源更多。內爾表示這之所以會如此，是因為「耳朵內的低頻率接收器比精緻的高頻率接收器更耐傷害，在感到痛苦之前能承受更高振幅的聲音」。[20]

近來針對北美西北海岸印第安人撒利希族薩滿靈舞（shamanistic spirit dance）所做的研究，不僅支持也擴展了內爾對節奏性鼓聲能夠誘發意識轉換狀態的發現。吉勒克（Jilek）和歐姆斯達

（Ormestad）發現使用撒利希族的鹿皮鼓擊鼓時，初始階段發出的鼓聲頻率在腦波圖上是以θ波（每秒四到七個週波）為主。吉勒克指出，這個頻率是「產生出神狀態最有效」的波段。[21]

期待這類研究最終可以在薩滿於薩滿意識狀態中工作時，以遙測方式測量到他們的腦波。這類調查研究很可能讓我們發現到，薩滿意識狀態通常是處於θ波及略淺層的α波中。

薩滿沙鈴的聲音，為腦部提供的刺激比鼓聲提供的頻率更高，這有助於強化鼓聲，且進一步提升整體音效。雖然多數沙鈴的音頻較高，其振幅仍然夠低而不至於使耳內接收器產生疼痛感。

在進入薩滿意識狀態時，薩滿可以自己擊鼓，但要全然處在這種意識狀態仍需要助手接替持續打鼓，就像西伯利亞的通古斯薩滿一樣，如此薩滿的意識轉變狀態才能維持不變。[22]通古斯薩滿的另一種做法是，由助手全程負責擊鼓工作，包括他還沒進入薩滿意識狀態前的擊鼓。我比較偏好這種方式，否則親自打鼓的需求，會對我進入薩滿意識狀態的轉換期造成干擾。不過，薩滿還是得自行控制鼓聲的速度，因為只有他才知道什麼是最適合的節奏。我選擇的方式是自己搖沙鈴，開始時節奏緩慢，然後隨著我的感覺與需求逐漸加速。沙鈴的聲音不僅能引導鼓手，也為鼓聲的音效力道提供高頻率音源。薩滿若是採用這種方式，在進入薩滿意識狀態後就無法繼續搖沙鈴，這時鼓手會以沙鈴最後傳來的節奏為準，繼續打鼓。

不過，通古斯薩滿由助手負責所有擊鼓工作時，自己也不使用沙鈴，而是用舞蹈來設定節奏，他服裝上的鈴鐺和鐵製裝飾品，將隨著舞蹈產生節奏來引導鼓聲，並提供較高頻率的音效。[23]這種技巧透過了身體的動作，為薩滿的神經系統提供了能搭配鼓聲音效的訊息，如史祿國（Shirokogoroff）觀察到的：「……之所以要『跳舞』，部分原因是為了製造所需的音效節奏。」[24]

唱歌也有助於薩滿意識狀態的轉換。薩滿在這類情況中往往會唱著特殊的「力量之歌」（power songs）。雖然在同一部落中的薩滿，唱的歌詞或多或少有些變化，但通常歌曲的曲調和節奏並非個別薩滿的創作，而是特定部落區域所共有的。

這些歌曲的重複性高，曲調相對單調，只有在薩滿即將進入薩滿意識狀態時會加快節奏。它們或許和瑜伽的呼吸練習一樣，對中央神經系統活動的影響具有延遲作用，不過就我所知，還沒有人對此進行過研究。薩滿也經常透過在場成員的共同吟唱，來幫助他進入薩滿意識狀態。這些歌詞有助於引發薩滿意識狀態，因為其內容通常是在向薩滿的靈性守護者和幫手求助，並且再度肯定他的力量。

帶著尊敬、理解與愛，進入薩滿意識狀態

一個人在薩滿意識狀態中學得的內容，包括了他在意識轉換狀態中所見到、感受到、聽到或者經歷到的事物。薩滿將這些直接的體驗式經驗視為當前的現實，而非幻想。但在同一時間，薩滿也很清楚薩滿意識狀態和尋常意識狀態是分離的現實，不會混淆兩者。他知道自己是在哪個現

實之中，而且能自主的選擇要進入哪個意識狀態中。

他在薩滿意識狀態中遵循且學習到的規則，包括了直接認同在轉換意識狀態中所見的動物、植物、人類和其他現象，在它們被感知的非物質或非尋常世界的脈絡中，完全是真實的。薩滿進入薩滿意識狀態，就是為了要見到這些非物質形體，並且與之互動。在尋常意識狀態中，這些形體對薩滿或其他人來說都是無形的，並不屬於尋常世界的一部分。

在薩滿意識狀態中會學得的觀點，包括了對所有生命形態的尊重，並且要對人類、動植物乃至地球上無機物質的依賴性，保持謙遜的態度。薩滿明白人類與所有生命形態彼此相關，正如拉科塔蘇族所說，它們是「我們所有的親族」。不論是在薩滿意識狀態或尋常意識狀態中，薩滿面對其他生命形態時，都帶著類似的尊敬與理解。所有生命的悠遠、親緣及特殊力量全都受到薩滿的認定。

因此，薩滿進入薩滿意識狀態時帶著的是尊敬的心，他對自然、對各種野生動物與植物與生俱來的力量、它們在地球上存在與繁榮了億萬年的頑強能力等等，充滿了崇敬的心。薩滿深信帶著尊敬與愛進入意識轉換狀態時，大自然便會願意揭露無法在尋常意識狀態中查明的事物。

許多北美印第安部落至今仍保有本質上屬於薩滿世界的觀點，就像下面這則霍比族聲明所表達的一樣：「對霍比族來說，萬物即一，一切皆同。他所居住的這個世界是人類的世界，其中有動物、鳥類、昆蟲及所有生物，還有樹木和植物，它們也具有生命，但只以偽裝或我們平常所見的模樣現身。據說這些活生生的生物，雖然在此和我們共享生命的火花，但必然也有其他的家；在那裡，它們會和我們一樣以人形生活著。所以，霍比族視所有的生命體都是人類，它們有時也會以自己真實的形態出現在地球上。一旦喪失生命，該生物的靈魂或許會回到自己的世界，也許永遠不再離開，不過它的子孫將取代它在人類世界的地位，一代傳過一代。」[25]

用石頭占卜找答案

就算在白天，一個人也能學會透過薩滿的方法，看見非尋常自然現象的樣貌。以下，就是我向拉科塔蘇族藥師學會的技巧，一種觀看石頭的方法。首先，想一個你想得到答案的問題。然後到野外行走，直到你的注意力似乎被地上某顆兩個拳頭大小的石頭所吸引。把石頭撿起來，帶到你能舒服抱著它坐下的地方。

將石頭放在面前的地上，向它提出你想問的問題。仔細研究石頭上方的表面，直到你能在石面的紋路、縫隙及其他不平整處，看見一個或多個活的生物成形。這可能要花上幾分鐘。

當你在石頭表面發現一種或多種動物、植物、昆蟲、臉龐、人形或其他存在體之後，就可以開始思考石頭針對你提出的問題要對你說的話。記下你得到的結論後，將石頭翻面。對著新的一面，重複相同的觀看與思考程序。石頭如果夠大塊，可以繼續對著石頭的另外兩面重複同樣的程序。

接著，靜靜的沉思如何整合石頭每一面所提供的各項溝通內容，組成問題的答案。最後，帶著感謝的心與敬意，將石頭歸還到你找到它的地點與位置。

在累積足夠的薩滿經驗後，你可以利用這個技巧幫助他人。請對方依上述方式執行每一步驟。不同之處在於，你們兩個人都會參與觀想問題的答案。每觀想過石頭的一面之後，先讓對方描述與分析他所看見的內容。然後你以自己的經驗為基礎，你或許能夠為兩個人都看見的共同之處提出參考建議。然後，再將石頭翻面，四個面都重複相同的程序。最後由對方將四面訊息整合成問題的整體答案。

這種薩滿方式和羅夏克墨跡測試（Rorschack test）或自由聯想的精神分析技巧，顯然有著相似和不同之處。就算其中有所差異，也不表示薩滿技術在操作上處於劣勢。從薩滿的觀點看來，石頭之中確實存在著動物與各種存在體。在薩滿的世界裡，沒有所謂的幻想。對薩滿來說，自然界的一切都擁有一個隱密的非尋常世界。這正是在走上薩滿之路時，你要學會看見的。

以下這首由大衛．克勞提爾（David Cloutier）改編自西伯利亞楚科奇族一位薩滿的詩，這首詩闡明了我在前面所要表達的概念：

〈薩滿所見如是〉

一切如是
都是活的

在陡峭的河岸上
有個聲音說著話
我見到聲音的主人
他向我敬禮
我和他說話
他回答了我所有的問題
一切如是
都是活的

小灰鳥
小藍胸
在中空的樹幹中唱著歌
她召喚著靈性之舞
她唱著薩滿的歌

啄木鳥在樹上
樹是他的鼓
他有個打鼓的鼻子
樹晃動了
發出如鼓聲的哭嚎
因為斧頭咬住了他的腰
所有這一切都回應了
我的呼喚

一切如是
都是活的

燈籠四處走動
屋子牆面有舌頭
即使這只碗也有個真正的家
袋子裡熟睡的獸皮
整夜說個不停

墳地上的鹿角
起身繞著土丘
亡者們也爬起來
去拜訪活生生的人[26]

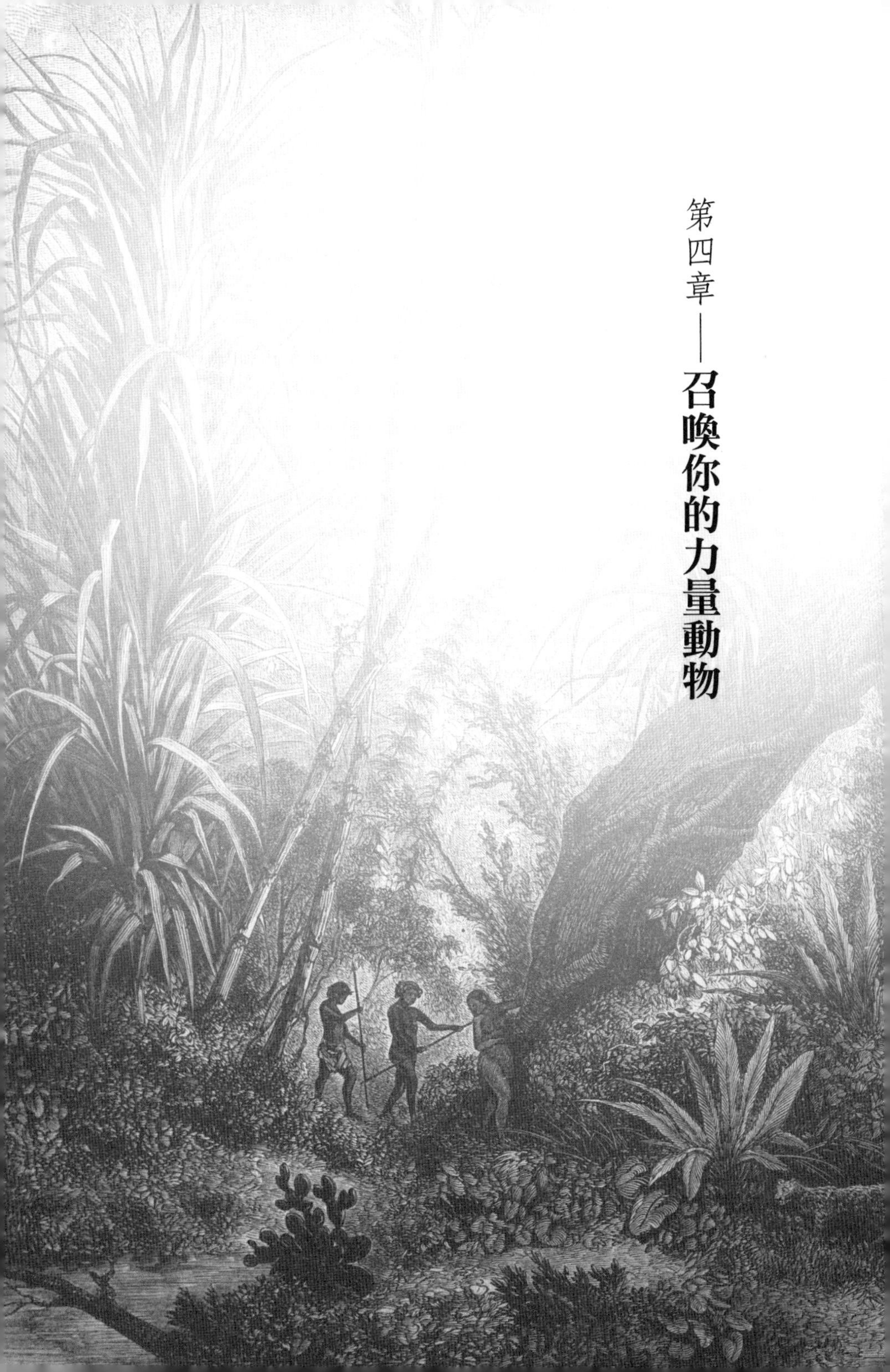

第四章——召喚你的力量動物

長期以來，薩滿始終相信他們的力量，就是動物、植物、太陽、宇宙基本能量的力量。他們在地球庭園中利用所獲得的力量，幫助面對疾病和死亡的人類，為日常生活供給力量，與其他生物親密交談，與大自然的一切和諧愉快的共存。

達爾文誕生前的千萬年前，生活在薩滿文化中的人們深信人類與動物是親族。神話故事中描述的動物，往往具有人類的形體，但每個角色有各自獨特的個性，又以各類型動物至今在野外展現的特色來區分。因此，在故事中愛惡作劇的是草原狼，經常必須仰賴他人獵殺獵物的是渡鴉。後來，根據各種版本的創世神話，動物開始在生理上分化成牠們今日所呈現的模樣。神話解釋說，於是人類和動物再也無法彼此對話，或者動物再也無法擁有人類的形態。

人類與動物世界的連結

雖然，神話中動物人類合體的樂園，在尋常世界中早已不存在，但對於薩滿與觀想者來說，牠們依然存在於非尋常意識狀態中。澳洲原住民「夢時代」的概念就具備了這種體認，它談到了一個與現今的尋常世界依然平行存在於時間中的神話過去，而這個神話中的過去，能夠滲透到夢與靈視之中。[1]在人類之中，只有薩滿能夠經常透過進入薩滿意識狀態來實現動物—人類合體的狀態。對於處於意識轉換狀態的薩滿而言，神話中的過去是很容易理解的。

北美和南美印第安神話，充滿了動物角色的故事，但故事述說的不是某匹草原狼、某隻渡鴉或某頭熊的冒險故事，而是草原狼、渡鴉和熊的冒險故事。換句話說，個別角色代表了整個物種，或更高一層的整個科屬的動物。這和個人個別的守護動物靈與牠所屬的整個科屬或物種是一體的概念，可互相類比。這種一體概念意味著，一個人擁有的通常不只是一頭熊或一隻老鷹的力量，而是整個熊族或鷹族的力量。守護動物的擁有者所汲取的靈界力量，通常是整個科屬或物種的力量；雖然他的確是透過顯現個別具相的動物，才與這股力量產生連結。

人類與動物世界的連結，是薩滿的基本元素；一名薩滿利用他所知道的知識與方法，分享那個世界的力量。薩滿透過他的守護靈或力量動物，與動物世界、哺乳動物、鳥類、魚類和其他存在體的力量產生連結。薩滿必須擁有特定的守護靈才能執行工作，而他的守護靈以也特定方式來幫助他。

有時，守護靈也被北美原住民稱為「力量動物」，諸如海岸撒利希族和華盛頓州的奧卡諾根族（Okanagon）。[2]這是個相當貼切的用詞，因為它強調了守護靈給予力量的面向，以及人們意識牠是一種動物的頻率。不過海岸撒利希族有時也將守護靈稱為「印第安人」，因為其也能以人類的形態出現。[3]守護靈這種動物—人類二元性的特性，在北美及南美印第安人的宇宙觀和世界各地的原始族群中都相當常見。所以，科羅拉多河谷中的科科帕族（Cocopa）中，動物會在夢中以人形出現。[4]而希瓦洛族的守護靈，最初通常以動物的形態出現在靈視中，然後以人類形態出現在夢中。[5]

重拾與動物溝通的能力

由於人們普遍相信人類和動物在生物學上有關聯（都是「親族」），而且在遠古時代能夠彼此溝通，所以動物能以人形出現並不值得大驚小怪。在非尋常世界中，動物依然能在進入薩滿意識狀態的人類面前，以人類的形體顯化自己。只有薩滿或具有薩滿天分的人，才有能力可以重拾這項消失的能力，與（其他）動物溝通。因此，當南澳大利亞西部沙漠部落的某人成為薩滿時，他將獲得與鳥類及其他動物說話的能力。[6]當卡斯塔尼達與草原狼展開對話時，他就是在成為薩滿的道路上有所進展。[7]事實上，對希瓦洛族來說，若有動物對你開口說話，這就是該動物是你的守護靈的證據。

對拉科塔蘇族來說，守護動物靈出現在靈視尋求者面前時，往往會開口說話。如瘸腳鹿（Lame Deer）的敘述：「突然間，我聽見大鳥在叫哮，然後牠快速地撞了我的背，用展開的翅膀觸碰我。我聽見老鷹的叫哮，聲音遠遠響過其他鳥聲。牠似乎在說：『我們一直在等你。我們知道你會來。現在你來了。你的行跡來到這裡……你的身邊會一直跟著一個魂——你的另一個自己。』」[8]

守護動物靈能夠對人說話，或以人形顯化自己的能力，被視為是其力量的指標。其力量的另一個指標，是讓人看見牠在不屬於牠們「尋常」環境的元素中行進。常見的例子，譬如沒有翅膀的陸生哺乳動物或蛇類，在空中飛翔。這些能力顯示這些動物確實「非比尋常」，是力量的擁有者，能夠超越尋常動物及其尋常存在的本質。牠轉成人形的舉動，是力量的魔法在運作。薩滿若擁有這股力量，他的力量動物則形同他的另一個自我，將轉變的力量傳授給薩滿，尤其是從人類轉變成力量動物，以及再轉變回來的力量。

將自己轉變成動物

薩滿對於他們能變形成為守護動物靈或力量動物的信念，不僅可廣泛見於世界各地，而且顯然歷史悠遠。澳洲的阿倫塔族（Arunta）薩滿經常會變形成鷹隼。[9]而澳洲威拉傑里族的薩滿在啟蒙過程中，會有從手臂長出羽毛，變成翅膀的非尋常經驗，然後被教導如何飛行，之後他「唱歌唱到翅膀消失」，才回到尋常世界，走回營地去討論他的經驗。[10]在斯堪地那維亞半島最北端的拉普族薩滿能變形成狼、熊、馴鹿和魚；西伯利亞及愛斯基摩薩滿經常將自己變成狼。[11]同樣的，在加州印第安人的尤基族（Yuki）中，那些被認為擁有力量能變形為熊的薩滿，被稱為「熊醫生」。尤基族的熊醫生「真的是有熊做為守護靈的薩滿」。[12]初為熊薩滿時，他會「和真正的熊為伍，吃牠們的食物，偶爾也和牠們睡在一起」，有時會和熊度過整個夏天。[13]

相信一個人可以將自己轉變成動物的古老薩滿信念，在西歐地區一直存在到文藝復興時期。[14]基督教教會理所當然的把涉及到動物變形的人，都視為男巫、女巫和術士，並且利用宗教法庭將他們處死。即使如此，伽利略的同事，即鍊金術士暨科學家喬凡尼・巴提斯塔・德拉・波塔（Giovanni Battista della Porta），在一五六二年仍擁有如何體驗這種變形的古老知識，並且將這份資料出版在他著名的著作《自然魔法》（*Natural Magick*）中。[15]他在書中解釋在使用迷幻藥水後，一個人如何「相信他變成了一隻鳥或一頭野獸」。波塔觀察道：「有時候當事人看起來像是變成了一條魚，拍動著雙臂，還在地上游泳，有時候還會跳起來，然後又潛下去。另一個人相信自己變成一隻鵝，時而唱歌，還努力拍動翅膀。」[16]同樣的，卡斯塔尼達提到在迷幻藥的協助下，他變成烏鴉的經驗，以及唐哲那羅（don Genaro）曾說過，薩滿可以變成老鷹和貓頭鷹。[17]

以舞蹈和力量動物結合

不過，一個人不一定要使用致幻植物，才能體驗到成為鳥類或其他動物的變形過程。各地原始部落的薩滿們，更常利用隨著鼓聲伴奏舞蹈的方式，達到足以體驗到變形經驗的薩滿意識狀態。例如南美洲北部印第安人迦勒比族（Carib）的薩滿啟蒙儀式，就得在夜裡舞蹈，新手薩滿在舞蹈時必須模仿動物的姿態。這是學習如何變成動物的過程之一。[18]

但利用舞蹈來變形成動物的，不只是薩滿和新手薩滿。在許多原始文化中，任何擁有守護靈的人，都能透過舞蹈，誘發出另一個自我。西北海岸的海岸撒利希族的冬之舞蹈季，就讓有意這麼做的人有機會變成自己的力量動物。[19]「舞者的精神展現在舞步、節奏、動作、風采和姿態的誇大表達上：踩著偷偷摸摸的步伐，突然飛跳起來，凶猛的喊著『戰士』；或是踩著搖晃的小跑步，變成悲傷哭泣著的胖嘟嘟『熊媽媽』；如橡皮般扭動著身體的爬蟲，演出『雙頭蛇』……變成為了孩子遭到吞噬而落淚的『蜥蜴』，或是攫取小魚的龐大『鯨魚』。」[20]西北海岸的薩滿在跳這種舞蹈時，經常戴上特殊面具和配件，為他們和力量動物的結合加分。又例如辛姆錫安（Tsimshian）部落中的薩滿舞蹈，不僅會戴上老鷹面具，還會穿上銅製的爪。[21]下面這首克勞提爾改編自西北海岸特林吉特（Tlingit）部落的灰熊之歌，說明了他們想要與力量動物結合的渴望：

唔！熊！
唔
唔
你說
唔唔唔！

你來了
你是優秀的青年
你這灰熊
爬出了你的熊皮
你來了
我說唔唔唔！
我把油丟入火中
是為了你
灰熊
我們是一體！[22]

原始部落中許多動物般的舞蹈，都具有使舞者和力量動物結合的目標，不論這些儀式在其他層面上是否純然為薩滿儀式。因此，美國西南部的尊尼布韋洛族的薩滿藥師團所跳的獸神舞，「和其他部落由薩滿受到神啟的降靈狀態會有強烈神似之處，因為獸神們是透過舞蹈、搖沙鈴和打鼓召喚而來，舞者完全投入瘋狂狀態，模仿著動物的動作和叫聲」。[23]那些扮演熊角色的舞者，甚至會把真正的熊掌套在自己的手上。[24]但獸神之舞不僅是單純的模仿而已，因為尊尼舞者和北美平原印第安人在跳鷹舞或野牛舞時一樣，目標是要超越模仿而與動物合為一體。因此，印第安歐賽治族（Osage）的歌曲〈公野牛人之起〉（*The Rising of the Buffalo Bull Men*）強調的正是個人意識與動物結合的產生：

我來了，我來了，
一踏步大地便為之撼動的我。

我來了，我來了，
大腿充滿力量的我。
我來了，我來了，
發怒時以尾鞭背的我。

我來了，我來了，
隆起的肩充滿力量的我。
我來了，我來了，
憤怒時顫動鬃毛的我。

我來了，我來了，
角又利又彎的我。[25]

同樣的，尊尼舞者戴起卡齊納神（kachina）的面具時，他的目的不只是要模仿卡齊納。透過舞蹈、擊鼓、搖鼓和咆哮大喊的呼吼聲，他「在那當下變成了棲息在面具之中的靈性存有的真實附體」。[26]如同一位海岸撒利希人所說：「跳舞時我並不裝模作樣，只是跟著力量走，隨著自己的力量走。」[27]

薩滿在跳守護動物靈之舞時，通常不只是做出力量動物的動作，還會發出聲音。西伯利亞、北美及南美和其他地區的原住民在經歷轉變時，都會發出鳥鳴和其力量動物的嗥叫、咆哮及各種聲音。[28]瘸腳鹿談到熊的力量時說：「我們發出熊的聲音……『吼！』……」[29]同樣的，卡斯塔尼達也發出咆哮，做出露爪的動作，因為唐望告誡說，露爪是個「好習慣」。[30]

瘸腳鹿所描述的，不是迦勒比海巫毒教那種無法控制的附身，而是對薩滿和其動物夥伴合而為一的再度肯定。伊利亞德提到這「不是一種附身，而是薩滿變成動物的神秘轉變」。[31]

納霍爾動物和陀諾爾動物

在墨西哥和瓜地馬拉的印第安部落中，守護靈通常被稱為納霍爾（nagual），是由阿茲特克語的納霍里（nahualli）衍生而來。「納霍爾」同時指稱了守護動物靈和有能力轉變成其守護動物的薩滿（自納霍里衍生而出的複合字具有「變裝、帶面具」的意思）。[32]在墨西哥「納霍爾」通常也用在有進行這種轉變能力的薩滿，不論他在當下是否正在轉變。因此卡斯塔尼達稱呼唐望為納霍爾時，意味的是這個概念更廣泛的衍生意義。[33]

在此順帶一提，卡斯塔尼達用了冗長而且令人頗為困惑的文字討論，比較了納霍爾與「陀諾爾」（tonal）的差異。[34]你若了解「陀諾爾」一詞是衍生自納瓦特爾語（Nahuatl）或阿茲特克語中的陀納里（tonalli），或許就能減輕困惑。陀諾爾？陀納里？這個字，專指一個人至關重要的靈魂，是出生那一天的宮位，而這通常是某種動物。陀納里是一部精緻曆法的一部分，暗示宿命的存在，和西方占星術的宮位類似。因此陀諾爾的概念含有命運、宿命，以及人從生到死一輩子的天命等意涵。卡斯塔尼達的討論，整體上和這個觀念相符。[35]因此，他們相信人在尋常世界中一生的經歷受到陀諾爾動物掌控；但這個動物和薩滿的納霍爾不同，因為如同世界各地的守護動物靈，納霍爾也與薩滿意識狀態有關聯，而且如卡斯塔尼達所暗示的，納霍爾存在於尋常世界之外。

在墨西哥和瓜地馬拉的人類學相關文獻裡，有時也會出現將陀諾爾動物和納霍爾動物混淆的狀況。這也許是學問做得不好，也可能是因為某些墨西哥及瓜地馬拉原住民，在殖民時期將兩種動物融合到他們的宇宙觀之中。[36]

獲得守護靈的方式

雖然有些部落據說是每個成人都擁有一個守護靈，然而在加拿大卑詩省的尼拉卡帕木克（Nitlakapamuk）或美國華盛頓州西部的塔瓦納等部落中，更常見到的現象是並非所有成人都擁有守護靈。[37]於是，在北美平原的印第安人中，經常有人無法獲得守護靈，因此被認為一輩子注定缺乏力量或無法成功。希瓦洛族多數的成年男性都相信他們擁有守護靈，因為他們知道自己在神聖瀑布下成功進行了靈境追尋。對女性來說，是否正式獲得守護靈並不那麼重要，因為造成暴力死亡主因的部落世仇，主要是以成年男性為目標，而不是女人和小孩。[38]

想獲得守護靈最著名的方式，是在荒野中獨處，進行靈境追尋或守夜祈禱，就像北美洲平原的印第安人一樣。[39]希瓦洛族前往神聖瀑布的朝聖，則是南美洲版的靈境追尋。然而即使希瓦洛族也不一定要透過靈境追尋來獲得守護靈的好力量。事實上，新生嬰兒的父母通常會餵嬰兒喝一種溫和致幻草藥，讓孩子能夠「看見」，最好是藉此取得阿露坦瓦坎艾（arutam wakanl），也就是守護靈。做父母的，當然是希望孩子能獲得越多保護越好，這樣才能生存到成年。還有一種更強烈的致幻藥烏奇克馬瓦（uchich maikua），也就是「兒童用蔓陀蘿」，這是給年紀更大些，但還無法前往神聖瀑布進行靈境追尋的孩子服用的，目的也是一樣。

希瓦洛族相信如果缺乏來自守護靈的某種保護，孩子可能活不過六、七歲或八歲。可是父母永遠無法確定嬰兒或幼兒是否真的得到靈視和力量，因此，對男孩來說，他最後還是要正式完成靈境追尋，以確保他擁有守護靈的保護。在這種充滿世仇的社會中，女性生命面臨的危險不比男性嚴重，但女孩也會在離家不遠的森林中進行較小規模的靈境追尋。

在北美華盛頓州的南奧卡納岡族（Okanagon）的觀念和希瓦洛族相似。對奧卡納岡族來說，幼兒通常不需要經歷靈境追尋，就能獲得守護靈。[40]幼兒的靈視，和進行過正式靈境追尋的青年及青少年很相似。「靈最初以人類的形態出現，在祂離開時，孩子看見了祂原來所是的那種動物。祂可能會在孩子或家長沒有任何預期時出現，在日夜的任何時間出現。」[41]沃爾特·克萊恩（Walter Cline）如此寫道：「只有非常早熟的孩子，才會在四、五歲時就知道他有守護靈……除非他「非常聰明」（即便是青年或青少年），否則他會立刻忘記有過靈視，以及守護靈對他說的話，在多數案例中，許多人都是多年不曾與守護靈交流……不過，在嚴重的緊急事件中，守護靈卻隨時準備好要幫助他。」[42]

換句話說，一個人有可能在沒有察覺的狀態下，擁有或曾經擁有守護靈的力量與過去的保護。所以，有位希瓦洛族薩滿在一九五七年就看見我有守護靈，儘管我自己對此一無所知。

對一位薩滿來說，許多西方人顯然擁有守護靈，這從他們的能量、良好的健康及其他力量的外顯清楚可見。從薩滿的角度來看，這些充滿力量的人對力量的來源一無所知，因此不知道該如何充分利用，這實在很不幸。從相同的角度來看，另一個相關的悲劇是這些毫無生氣、罹患疾病、失魂落魄的西方成人，顯然喪失了曾經在童年保護他們的守護靈。更慘的是，他們甚至不知道其實有具體方法，可以讓他們重新獲得守護靈。

練習召喚野獸

現在來試試一個練習。透過這個練習，你將有機會與過去或現在未知的一個或多個守護靈接觸。你可能至少有過一個守護靈，否則你無法度過童年的各種災難與疾病。即使祂可能早已離開你，這個練習將喚醒你對於祂的童年記憶。這是一個簡單而古老的薩滿技巧，它的其中一個名字叫做「召喚野獸」。它在各種文化中還有各種不同的名稱，人們透過舞蹈的方式喚醒自己的動物面，與牠們接觸。

要記得的是，一個守護靈可能以動物或人形出現，不過你最可能看見或感受到的會是守護靈的動物面。

找一間安靜、半昏暗、沒有家具會阻礙活動的房間來做這個練習。能有兩個沙鈴，幫助會很大（見附錄A，鼓和沙鈴）。不過，不必等到取得沙鈴後才來嘗試這個練習。這個練習有兩個階段：（一）起始之舞，以及（二）舞出你的動物。在兩段舞蹈中，你都要穩定而大聲的搖動兩手的沙鈴，搭配著沙鈴的節拍舞蹈。在所有舞蹈中，雙眼呈現半睜半閉的狀態，如此可以降低眼睛見到的光線，同時能讓你知道自己在房間裡的位置。

一、起始之舞

1. 面向東方安靜的站直，強力快速搖動一只沙鈴四次。這是你在進行嚴肅的薩滿工作時，用來表示即將開始、結束或有重大轉變的信號。想著旭日東升，為所有生命帶來力量的終極太陽（總共約二十秒鐘）。
2. 依然面向東方，開始以每分鐘約一百五十下的穩定速度搖動沙鈴，站在原地。面朝東南西北等主要方向，各做約半分鐘（可依順時鐘或逆時鐘方向，依你感覺較好的方向來做）。同時，對著四方，想著那些準備幫助你的植物和動物親族們。接著再度面向東方，以同樣速度在頭頂上搖鈴半分鐘，心中想著太陽、月亮、星星和天上的整個宇宙。然後，向地面以同樣方式搖沙鈴，心中想著地球，我們的家（總共約三分鐘）。
3. 仍然面向東方，以步驟二的速度同時搖動兩手的沙鈴，同時像慢跑般配合沙鈴的節奏跳舞。在這個起始之舞中，不論力量動物此刻在何方，你要藉由跳舞的形勢，自我犧牲奉獻出自己的力量，拿出誠意，證明給力量動物看。這個舞蹈是一種祈禱，也具有引發守護動物靈同情心的作用。可以說在薩滿儀式中，你是真的透過舞蹈來提升你的靈性（總共約五分鐘）。

4. 停下舞蹈，重複步驟一。這表示你即將有個重大轉變，要開始舞出你的動物。

二、舞出你的動物

5. 開始響亮而緩慢的搖動沙鈴，約每分鐘六十下，以相同節奏移動雙腳。以無拘無束的方式緩慢的在房間裡移動，一邊試著感受到某種哺乳動物、鳥類、魚類、爬蟲類或這些動物的綜合體。一旦感受到某種動物的存在，專注在那感覺上，然後慢慢的以成為那動物應有的樣子來移動你的身體。此刻，你已觸及到薩滿意識狀態了。對那動物的情緒保持開放的態度，如果感到有哭或吵鬧的欲望，不要遲疑。雙眼保持半睜半閉的狀態，你就能看見這隻動物所處的非尋常環境，或許甚至能夠看到那隻動物。在成為那動物的同時，也看見牠，是個在薩滿意識狀態中經常自然發生的現象（這段時間平均往往約需要五分鐘）。

6. 沒有中斷的加速動作，搖沙鈴的速度加快到每分鐘約搖一百下。繼續做著步驟五的內容（這段時間通常平均約需四分鐘）。

7.以完全不間斷的加速沙鈴搖動的速度，到每分鐘約一百八十下，像前面一樣繼續跳舞，但速度更快（這段時間通常平均約需四分鐘）。

8.停下舞蹈，在腦海中歡迎你的動物停留在你的體內。同時快速的搖動沙鈴四下，然後把沙鈴靠在胸前（約十秒鐘）。

9.重複步驟一，表示工作已經完成了。

在做上述的練習時，若要以更有力量的方式進入薩滿意識狀態，我建議在沙鈴之外，也要使用鼓。而這表示你需要有人擔任你的助手，完全搭配你搖沙鈴的節奏打鼓（關於鼓的資訊，請見附錄A）。助手要站在房內的一側，在打鼓時完全不可參與你的舞蹈動作。鼓手一旦對這個練習的步驟熟練之後，你或許就不需沙鈴也能舞出你的動物，藉此讓意識可以更自由的擺脫尋常世界。

通常，西方人在「舞出他們的動物」時，會發現自己變成了蒼鷺、老虎、狐狸、老鷹、熊、鹿、海豚，甚至龍（在薩滿意識狀態中沒有所謂的「神話」動物；龍和其他動物一樣真實）。舞者經常會察覺到一件事，即在我們尋常的人類文化意識下，我們與另一個狂野的動物自我，還是存在著一種相當普遍的情感連結。

要謹記的是，不論你多麼成功的舞出了你的動物，這並不表示你就擁有牠的力量，你所舞出的可能只是記憶。不過，一場成功的經驗確實表示你就算現在沒有，過去也可能擁有過這樣的守護靈。無論如何，舞蹈本身並不能證明什麼。

讓守護靈留下來

順帶一提，不論一個守護動物靈有多凶惡，牠的擁有者都不會遭受危險，因為力量動物絕對是無害的。牠只是力量的來源，不具任何攻擊意圖。牠是因為你需要幫助，才會出現。

你若想要繼續進行薩滿工作，則必須定期轉變成自己的動物，使牠感到滿足而願意留下。而這需要你透過舞蹈、唱出動物之歌，並且認出力量動物或守護靈在「大」夢中帶給你的訊息。舞出你的動物，是使牠感到滿足的重要方式，能使牠不太願意離開你。守護動物靈棲留在一個人的身心之中，目的是為了能再度享有物質形態的存在。這是個交換條件，因為這個人得到的，是該守護靈所代表的整個科屬或整個物種的力量。一如人們想要會透過成為薩滿來體驗非尋常世界，守護靈也會想要透過進入活人的身體來體驗尋常世界。

不過，我在多年前就從希瓦洛族學到，就算你已經盡力而為，守護靈停留在身邊的時間通常只有幾年，然後就會離開。因此在一段漫長而有力的生命中，不論你是否有所察覺，你會一個接著一個的擁有許多守護靈。

舞蹈不是唯一可以身體力行的展現你的力量動物，使牠願意留下的方法。另一種方式是去野地展現牠的存在，如果沒有野地可去時，去公園也行。我記得有位受過薩滿訓練的西方青年，平日在書店工作，到了週日，他就會帶著他的美洲豹，到當地一座公園的山坡上慢跑。從來沒有人阻止過他，而且他發現這比上教堂更令人心滿意足。

當然，你在公共場所將自己轉變成你的力量動物時，顯然會引發潛在問題：人們可能無法理解你在做什麼，至少在當今美國文化中是如此。不過，卡斯塔尼達曾經跟我說過，唐望就算是在他所屬的墨西哥印第安社區的公共場所中，也有類似的問題。他說唐望對於停用致幻植物的解釋是，當地印第安人會在他跳過樹頂時舉槍射殺他。薩滿的命運不一定一直都是愉快順遂的。

要記得，守護靈永遠都是良善有益的。祂們從不傷害擁有者。而且是你擁有守護靈；祂從來不曾擁有你。換句話說，不論看起來多凶猛，力量動物純粹是有益的靈性存有。祂是一個能讓你展現（exercised）的靈，而不是你要驅除的靈。

第五章——尋回力量之旅

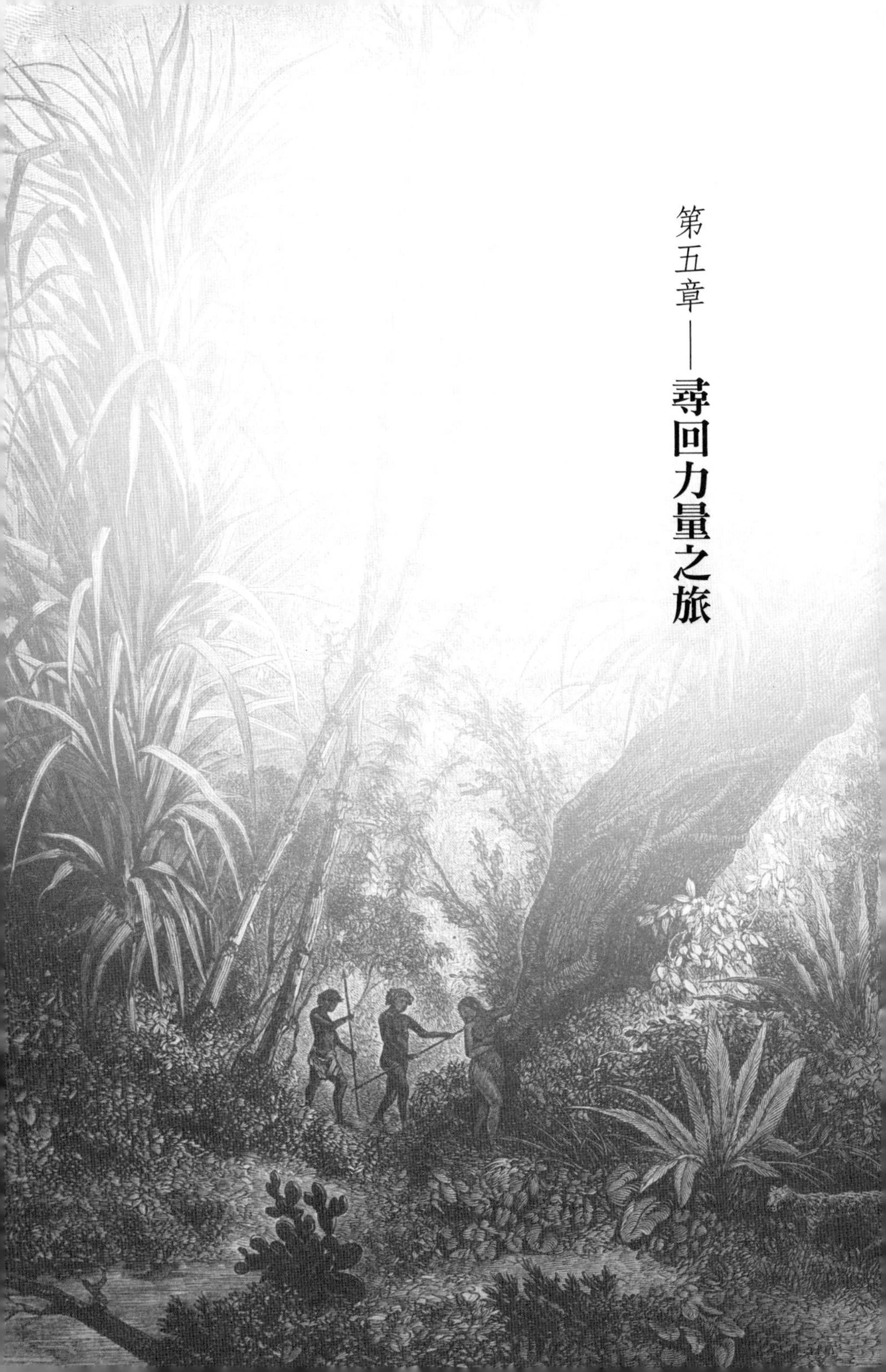

薩滿從很久以前就感受到，守護靈或保護靈的力量能使他們具有對疾病的抵抗力。原因很簡單：守護靈使「充滿力量」（power-full）的身體，有能力對抗外來影響力的入侵。從薩滿的角度來說，充滿力量的身體，會使有害的入侵能量根本沒有可以輕易進入的空間；所謂的有害能量，其實就是尋常世界中的疾病。

力量動物或守護靈，不僅能強化一個人的體能和抵抗傳染病的能力，也能增強心智的警覺性和自信心，這是我很早就跟希瓦洛族學到的事。這股力量甚至使一個人想撒謊都變得更難。

充滿力量的感覺，就像體內有個能量場，整個環繞著你，因此你有能力抵抗外力的入侵，這種入侵也就是薩滿對感染的說法。從薩滿的觀點看來，人會生病通常是遭到有害力量的入侵。這對身體不是自然的，而是招引來的。你如果充滿力量，就能抵抗疾病的入侵。因此擁有守護靈的力量，對維護健康至關重要。只有當一個人在失神落魄時，才會失去充電的力量，也就是說在失去守護靈時，才會生重病。當一個人變得沮喪、虛弱、容易生病，這就是他失去力量動物的徵兆，才會無法抵抗或擊退有害力量的「感染」或入侵。

搭乘靈性獨木舟，前往下部世界

你或許很成功的舞出了你的動物，不過就像之前所討論的，這不保證你現在仍然保有牠的力量，因為牠可能早就離開你了。為此，你可以採用某些特定的技術，確保你仍擁有力量動物。其中一個方法，便是進行薩滿旅程，進入下部世界去找回某人失去的力量動物。

薩滿大都是獨自為他人進行這趟旅程。不過，美國華盛頓州西部印第安人的海岸撒利希族有一套獨特而複雜的方式，可重獲守護靈的力量。這個地區的薩滿是以團隊方式來進行旅程。首先，薩滿們會組成一艘「靈性的獨木舟」或「靈之船」來進行旅程，目的是要進入下部世界為患者重獲守護靈。[1]這「並非平常依字面意思來看所謂的靈魂，而是守護靈」，為患者復原。[2]如前面所說，對海岸撒利希族來說，守護靈通常指的就是力量動物。[3]

海岸撒利希族的靈性獨木舟，這種團體方法的複雜度相當罕見。[4]當一個人出現失魂落魄的症狀時（對撒利希族來說，連失去財產或財富都算），他可以雇用六到十二位薩滿共同加入這趟任務，前往下部世界為他找回守護靈。[5]

薩滿們在約定好的那一夜，在一間大屋子內，平行站成兩排，形成兩組想像的獨木舟。每位薩滿身邊的地上都插著他的魔法杉板。每塊杉板上都雕刻著代表這位薩滿在首次經歷靈性獨木舟時所見的影像。此外，每位薩滿手中還握著一根六到八尺長的杆子，用來划動或推動靈性獨木舟。位在船頭的薩滿是團隊的領導者，在船尾的是掌舵者。

在沙鈴的搖動聲、鼓聲和歌聲之中，薩滿們的「靈魂或心智沉入地底」，搭乘靈之船能使他們在下部世界「具有將所到之地『陸地化為水』的力量」。[6]他們在靈性獨木舟中行駛時，將由領導者起頭，每位薩滿各自唱著自己的力量動物之歌。坐在屋子牆邊的大群旁觀聽眾，也會加入一起唱歌來幫助薩滿們。[7]

海岸撒利希族的靈性獨木舟旅程，有時候會持續長達五、六個晚上。薩滿們在白天睡覺，到了晚上則接續他們在黎明時暫停的地方，繼續旅程。不過這種旅程通常只持續兩個晚上，第一晚是前往靈性存有的世界的去程，第二晚則是回程。薩滿們一旦成功找回患者的守護靈，隨即展開回程。當他們將守護靈安放回患者身上時，患者就會起身跳舞。[8]

海岸撒利希族的靈性獨木舟是一種大型合作的版本；要找回患者的力量，還有更常見、更簡單的薩滿方法。這種方法只需要兩、三個重要的參與者：薩滿、需要恢復力量的人（或患者），以及通常還有一名為薩滿擊鼓的助手。有些薩滿大師不需要鼓手的幫助也能完成工作，不過通常還是需要有這類音效的投入。

我在一九六一年，第一次向科尼波族學到這種方式，他們的薩滿經常以這種方式來治療疾病。科尼波族前往下部世界的旅程也和海岸撒利希族一樣，是搭著靈之船前往，不過這艘船通常不是非尋常世界的獨木舟，而是非尋常世界的河道蒸汽大船！此外，科尼波族的船員不是一群薩滿組成，而是單獨一位有一大群靈性幫手協助的薩滿。

在原始部落中，利用某種靈魂之船來進行薩滿旅程是很普遍的做法。這在西伯利亞、馬來西亞、印尼等地都可以看到，在這些地區這艘船被稱為「死者之船」。[9]靈性獨木舟經常以蛇的形態出現，澳洲原住民就是一例，或如南美洲熱帶雨林中印第安德薩拿族（Desana）的「蛇獨木舟」。[10]其他部落，例如巴西中部塔皮拉培族（Tapirapé）的薩滿所使用的靈性獨木舟，細節就不為人知。[11]有時候，薩滿使用的則是靈之木筏，例如西伯利亞地區。[12]

帶回力量動物，吹入患者體內

薩滿在薩滿意識狀態下進行薩滿旅程時，更常使用的是不用獨木舟或船隻的基本方式。換句話說，他們也「沉」到下部世界去找回守護靈，但省去了創造一艘「獨木舟」或其他運輸工具的麻煩。雖然科尼波族也是教我搭船的方式，但我通常只有在海岸撒利希族風格的團體工作時，才會在腦中觀想一艘獨木舟。每位薩滿隨著經驗的累積，應該有能力準備好依據最佳的方式，來調整與改變自己的做法。

我要為你介紹的方法比較簡單，是靈魂復原旅程的基本應用法。同樣的基礎技術不僅可以用來為他人找回守護靈，也可利用某些變化，找回生命靈魂失落的碎片而幫助患者療癒。不過，這是進階的工作，不在本書討論的範圍內。

我要介紹的方法有個重要的元素，就是薩滿要躺在患者身旁的地上。在諸多以旅程進行治療的方法中，薩滿在患者身邊倒下或躺下是很普遍的做法。這樣做有個好理由，因為進入深層的薩滿意識狀態後，其實很難持續保持站立。不過，即使在淺層的薩滿意識狀態中，薩滿通常還是會想要躺下來，以便在完全放鬆的狀態下，清楚看見並體驗旅程，而不需顧慮自己在尋常世界中要保持正常的運作，該繼續站著或坐著。

澳洲亞拉爾德（Yaralde）部落對在薩滿旅程觀看時要躺下，做出以下這段很有說服力的描述：「你若站起來，會看不見這些影像；一旦再度躺下，又能看見它們，除非你太害怕了。如果太害怕，就會打斷掛著影像的網（或線）。」[13]

我在這裡要教的找回守護靈的方法，是由擔任薩滿角色的人將力量動物帶回來，並且將牠吹入患者的胸膛。傳授我這個方法的希瓦洛人說，個人的守護靈主要處在胸膛，不過守護靈的力量會散發到全身。希瓦洛族薩滿喝下死亡藤蔓後，能在擁有守護靈者的胸膛上看見上下顛倒的彩虹。守護靈主要位於胸膛的概念，顯然在各地都相當普遍，例如澳洲原住民和北美西部的印第安人也都如此認為。[14]

頭頂上顱骨和枕骨交會處，有個柔軟的位置稱為囟門，是力量進出的重要出入口；因而，薩滿在將守護靈吹入患者的胸膛後，也會再從囟門吹入一次。這樣就可以將他所帶回來剩下的力量，全都放回患者的體內。

在野外或夢中尋找力量之歌

在進行尋回力量動物的薩滿旅程之前，你必須先獲得力量之歌。每位薩滿至少要有一首力量之歌，用來「喚醒」他的守護靈和其他幫手，以幫助他完成療癒及其他工作。如果想要找到力量之歌，你得計畫花上一整天的時間，單獨在自然野地中度過，去一個你不會遇見其他人，而且自然環境並未遭到人類過度改變的地方。深諳愛斯基摩人生活的拉斯穆森對此有很精彩的描述：「……最神奇的歌詞是出現在一個人獨自走在山中時。在這時候獲得的歌詞最有力量。獨處的力量實在是強大而高深得令人難以理解。」15

最理想的地點是在偏遠地區的森林或山區，不過如果你無法到達這樣的地方，就盡力找到最符合的場地。進行當天，早餐就開始禁食，整天保持在斷食的狀態，在寂靜間漫步或稍作歇息時，也都不要吃東西。不要為這一天的行程做任何路線規劃；單純看著你的雙腳要帶你去到何處。在漫遊的過程中，感受著你自己是什麼動物。牠有可能是你曾舞出的動物，也有可能不是。接收牠的感受，在這一天中享受著當牠的感覺。由於這是你第一次出來尋找一首歌，你找到的可能只是曲調而已。

若是如此，過些時候你會找到自己的歌詞。不過現在，我先將我向希瓦洛族學習時所獲得的歌曲之一分享給你：

我有眾靈，
眾靈有我。
我有眾靈，
眾靈有我。
我有眾靈，
眾靈有我。
我、我、我。（重複三次後，再進行下一段）

我的眾靈，
猶如鳥兒，
牠們的翅膀
和身體就是夢。
我有眾靈，
眾靈有我。
我、我、我。
（重複三次後，回到第一段）

不斷重複這首歌，直到你覺得夠了為止。力量之歌的歌詞和旋律都能幫助你進入薩滿意識狀態。在薩滿工作中越常使用力量之歌，它會更有效率的協助你進入意識轉換狀態。到最後，它甚至能成為幫助你轉換到薩滿意識狀態的小「引信」。

你也可以尋找一首特別的歌，在旅程中唱著。最好是在進行旅程時所找到的，而且歌詞通常描述的是旅程所見的景物。下面這首由克勞提爾改編自西北海岸辛姆錫安族薩滿的歌，就是很好的例子：

我搭上我的獨木舟
往四處去
在我的靈視之中

飛越樹木
划過水面
我漂浮著
往四處去
我漂浮著

在漩渦之間
往四處去
我漂浮著
在陰影之間
我搭上我的獨木舟
往四處去
在我的靈視之中
飛越樹木
划過水面
我漂浮著
誰的獨木舟
是這艘
我佇立的小舟

這艘
我佇立的小舟
還有一位陌生的客人
我搭上我的獨木舟
往四處去
在我的靈視之中
飛越樹木
划過水面
我漂浮著[16]

你也可能在睡夢中不自主的得到一首歌。加州波莫族已故的薩滿艾西．派瑞許（Essie Parrish）描述她如何夢見第一首力量之歌：

「我要再說個我童年的故事——關於小時候我是怎麼開始唱一首歌。當時我十一歲。我並不是以什麼尋常的方式得到那首歌，而是夢見了它。

那時我正在睡覺，一個夢來找我——我聽見天空傳來歌聲。因為我還小，我不明白那是什麼，我並沒有（有意識的）去注意它；我只是（被動的）聽著上空那個男人唱著歌。儘管如此，他還是讓我學會這首歌——它彷彿深入我的胸中，彷彿那首歌自己在我的喉嚨裡唱了起來。後來，我好像能夠看見那個人，好像能夠看見他的模樣。

我從夢中醒來後，那首歌整天在我的體內不停唱著。雖然我並不想唱歌，這首歌還是在我的喉嚨裡唱著。然後我自己也試了，試著唱出那首歌，沒想到那首歌原來這麼美麗。從此我永遠記住它了。

後來，有一次，我和姊姊陪祖母前往達那卡（Danaká）。那時候姊姊也還小，不過個頭比我大些。我們和她（我們的祖母）一起旅行。到了達那卡後，我們就住了下來。

一天清晨，我們走到馬德隆沙灘去採海草。我們陪著祖母。我們坐在大石頭上玩著娃娃、聊天、嘻笑。可是那首歌還是一直在我內在的深處唱著。由於它在我的喉嚨唱著，我也開始唱了起來，結果姊姊聽到我在唱歌。

『妳在唱什麼？』她問我。『我在唱一首歌。』我回道。『聽起來真美麗。妳在哪裡聽到這首歌的呢？』她想知道。『我夢見的。』我回答。我一說出口就感到害臊了。『請再唱一遍。』她說。我開始唱起那首歌。『喔，聽起來真美麗，教我唱。』她說。我於是回答：『它的作用不是這樣的。不是讓妳來學的。』可是因為她年紀比我大，所以還是強迫我再唱。雖然我並不想唱，她還是逼我唱。

於是我唱起那首歌……

『但是不要跟別人說。』我說。她問：『為什麼？』『他們可能會要我唱。』她回答：『好吧。』結果她說話不算話。那天晚上我們回到家。姊姊雖然『答應過』，還是跟舅公說了——他很奇怪，是個傻瓜。他說：『他們說妳有一首歌。』我問：『誰說的？』他回答：『妳姊姊說妳有一首美麗的歌。請妳唱來聽。』所以我又為他唱了歌。他覺得那真是一首好歌。

這是我小時候的第一首歌。我就說到這裡。」[17]

找回力量動物的旅程

稍早，你學到如何進行前往下部世界的準備旅程。以下這趟新旅程只是你之前所進行的旅程的延伸而已，不過這也是嚴肅的薩滿工作。首先要確定你已經成功完成了前一項練習。請事先仔細的研究說明步驟許多次，將所有步驟記在腦海中。

你會需要一位也研讀過這本書的夥伴，此外你還需要一面鼓（或是薩滿鼓聲的錄音）和一個沙鈴。如果有用到鼓，也將需要第三個人來打鼓。（作者註：參見附錄A有關鼓、錄音帶和光碟的資訊。）

要為人找回力量動物時，不一定需要有個失去力量動物的患者。重要的是力量動物會回應薩滿在旅程上所做出的協助請求，而「可憐」患者。當一個人（薩滿）是為了他人而行動時，在隱藏世界中往往能誘發同情心，患者過去曾經擁有但已失去的力量動物，通常會自願跟著薩滿回來。每多一個力量動物跟著回來，患者的靈性力量也會增加，但他必須注意要尊敬這些跟著回來的力量動物，不可變得太「貪心」，否則牠們可能會再度離開。

這趟旅程的目的是，帶回你「患者」所失去的守護靈。由於一個人一生中可能會在知情或不知情的情況下，獲得一連串不同力量動物的協助，所以並沒有什麼尋常的方式可以事先預測你帶回的是「患者」曾舞出的動物，還是其他願意回到他身上的動物。力量動物通常會在不預期的時候，來到某個人身上，離開他時也是如此，特別是牠已停留了一段時日。因此，定期進行尋回力量動物之旅，是確保一個人擁有力量的重要方式。假使某個人以沮喪或生病的方式，呈現出喪失力量的狀態，並且請求協助，就應該立刻進行這趟旅程。

進行旅程的步驟如下：

1. 安排你和夥伴及第三人，在某個晚上聚在一起。當天整日禁止飲用含酒精的飲料以及會影響心智的藥物。午餐輕食，晚餐斷食。

2. 選擇一個沒有光線和外來噪音的房間。將家具搬空。在地板中央點一根蠟燭，這樣光線才不會太明亮。

3. 擔任薩滿的人，此時是你自己，事先應複習過第一三七—一三九頁所描述的「起始之舞」及「舞出你的動物」所有步驟。假使有鼓手在場，請他配合以你搖沙鈴的節奏打鼓，不過只有在你真正開始跳舞時才擊鼓（見圖六）。

4. 對著六個方向（東、北、西、南、上、下）搖動沙鈴各四次，吸引各方眾靈的注意。然後吹四聲口哨來召喚眾靈。接著，慢慢的繞著患者走四圈，一邊緩慢的以強而穩定的節奏搖動沙鈴，最後站到他身邊。

5. 開始用口哨吹奏出你的力量之

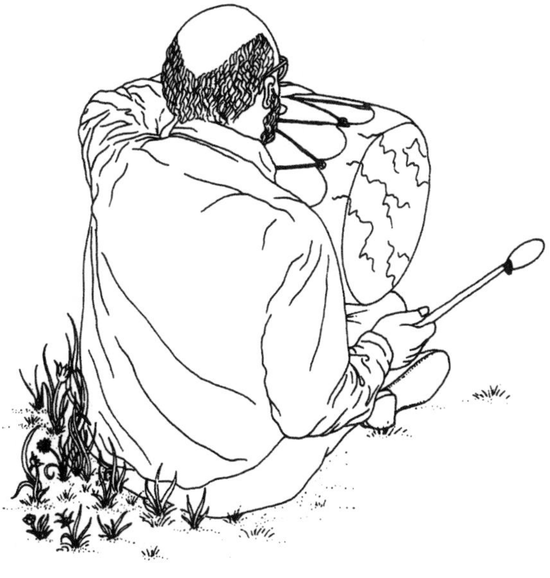

圖六：為薩滿旅程擊鼓。

芭芭拉・歐爾森（Barbara Olsen）繪圖

歌，這是你呼喚眾靈前來協助你的歌曲，同時搖動沙鈴伴奏。吹著口哨直到你察覺到你的意識狀態有些微的轉變為止，這通常需要幾分鐘時間。

6. 現在開始確實的唱出歌詞，持續以相同強而緩慢的節拍搖動沙鈴。

7. 不斷重複唱著你的力量之歌，直到你感受到你的意識狀態正在改變為止。透過練習和經驗，你就能輕鬆認出你已經達到淺層的出神狀態。某些更明顯的徵兆，包括唱歌和加快搖沙鈴的節奏、手臂抖動，甚至會不由自主的顫抖。當時間一到，你會經歷一股幾乎無法抗拒的想要倒下或躺在患者身旁的欲望。盡可能拖延這段時間，直到你無法抗拒而跌到地面為止。

8. 讓自己平躺在地上，身體和患者肩靠肩、臀靠臀、腳靠腳。在黑暗中，立即開始在胸膛上方前後搖動沙鈴。當你在此時搖動沙鈴時，鼓手也加入陣容開始擊鼓。

9. 以每分鐘約一百八十下的速度搖動沙鈴。躺在地板上，用一隻手臂遮住眼睛擋掉燭光，繼續搖動沙鈴，直到你清楚看見自己進入下部世界（見圖七）。（只有擔任薩滿角色的你在進行這趟旅程；扮演患者的夥伴完全沒有看見或經歷任何事物的責任。）

你走進入口後，隨即停止搖動沙鈴；但鼓手應該持續打鼓，維持你剛才用的同樣強度的節奏。他要在整趟旅程中持續以相同節拍打鼓，直到你以搖動沙鈴四次做為訊號為止（步驟十四）。對維持靈性獨木舟旅程來說，擊鼓是不可或缺的元素。在某種程度上，如西伯利

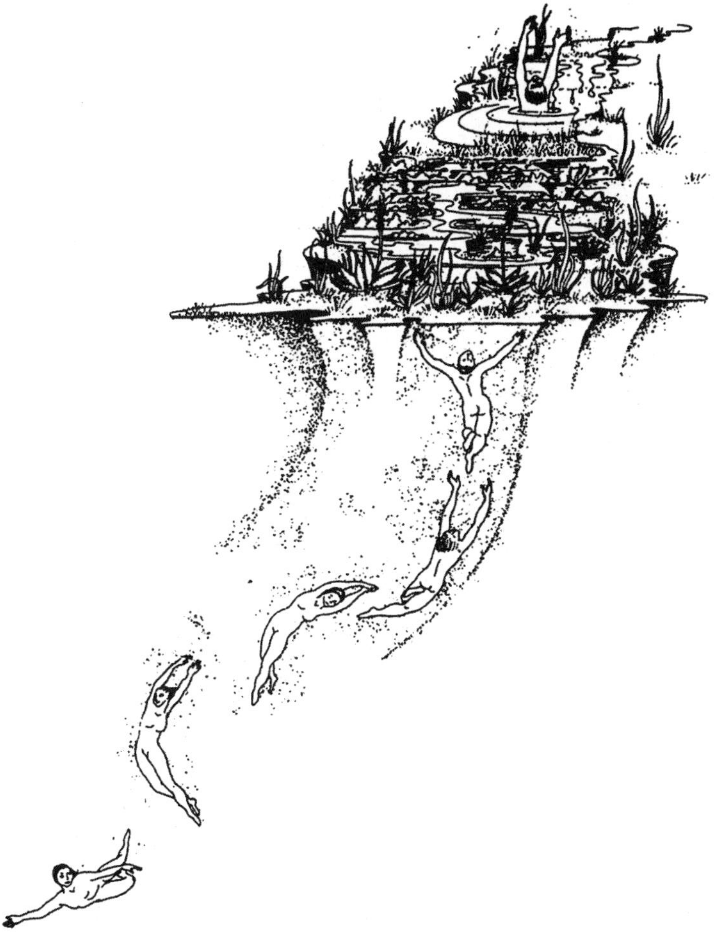

圖七：進入地底的入口
芭芭拉．歐爾森繪圖

亞的楚科奇族所說，鼓聲就是獨木舟。[18]在鼓手維持節奏的同時，進行下列步驟。

10. 繼續觀想進入地底的入口或開口，並且進到裡面去。跟著山洞或隧道往下走。這個通道或許感覺像是個壁面起伏不斷的長管子；也可能像是一連串的洞穴；也可能是一條流動的溪流（見圖八）。順著洞穴前往它所通往的地方，繞過任何可能出現的障礙物。

11. 在旅程上要避開任何看來不祥且飢渴貪婪的非哺乳類動物（這個薩滿理由，將於第七章解釋）。尤其要避開或繞過任何蜘蛛或成群的昆蟲、露出毒牙的蛇、露出毒牙的爬蟲類動物，以及能清楚看見牙齒的魚。你若無法繞過牠們，乾脆回頭走出隧道，下次再試。這個規則適用於旅程全程。

12. 當你從隧道出來時，會發現自己已來到下部世界（見圖九）。不論你看到的是什麼景色，這裡將是你為夥伴尋找守護靈或力量動物的地方。你的雙眼仍然閉著，隨著支持你進行這趟旅程的鼓聲開始搜尋。

13. 想要認出力量動物，只有一個簡單的祕訣：牠會從不同觀點或不同角度出現至少四次（見圖十）。牠將是隻哺乳類動物或鳥類（這時就算牠們看起來很凶惡也沒關係），還有蛇類、其他爬蟲類動物或魚（但這三種動物要沒有露出毒牙或牙齒才算）。牠也可能是「神話」動物或以人形出現。但幾乎不曾以昆蟲形態出現。不必太過費力的尋找動物。假使牠願意讓你帶回到你的夥伴身上，牠自然就會出現。不必

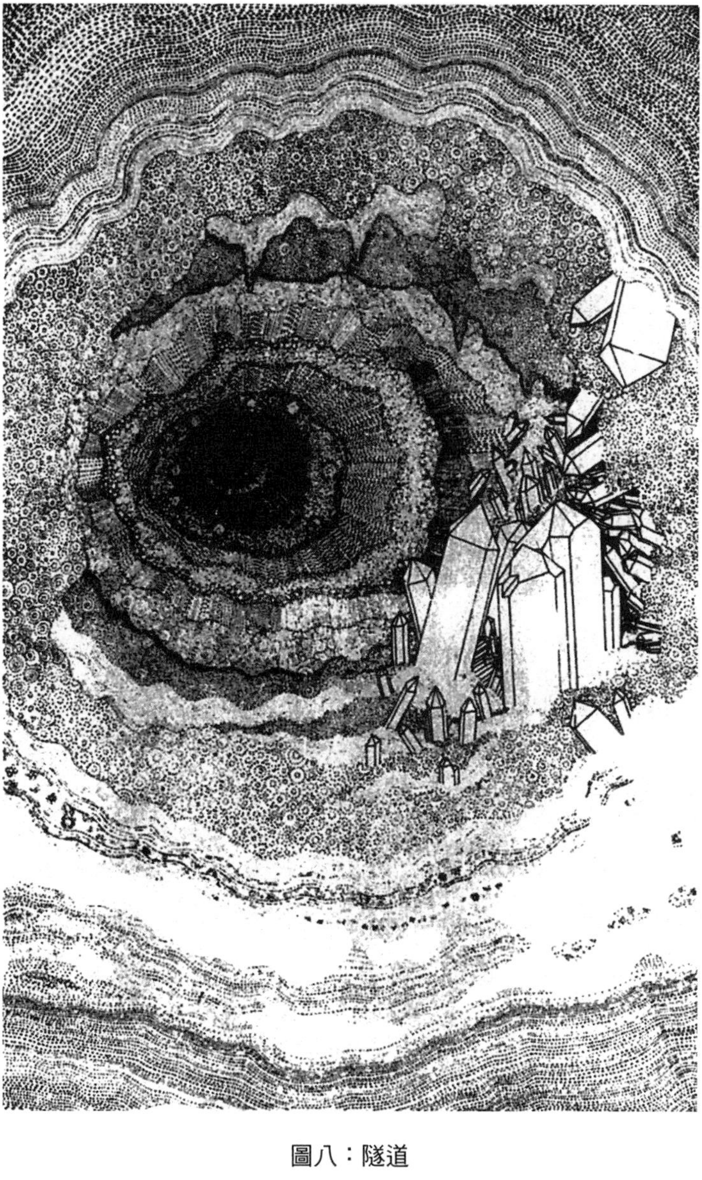

圖八：隧道

芭芭拉．歐爾森繪圖

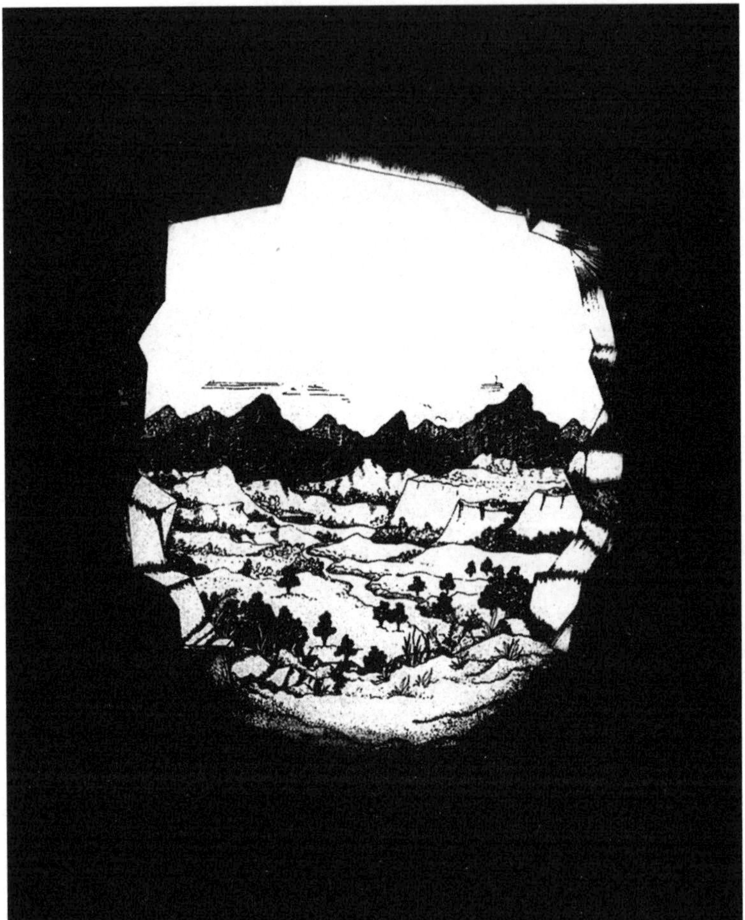

圖九：從隧道進入下部世界
芭芭拉·歐爾森繪圖

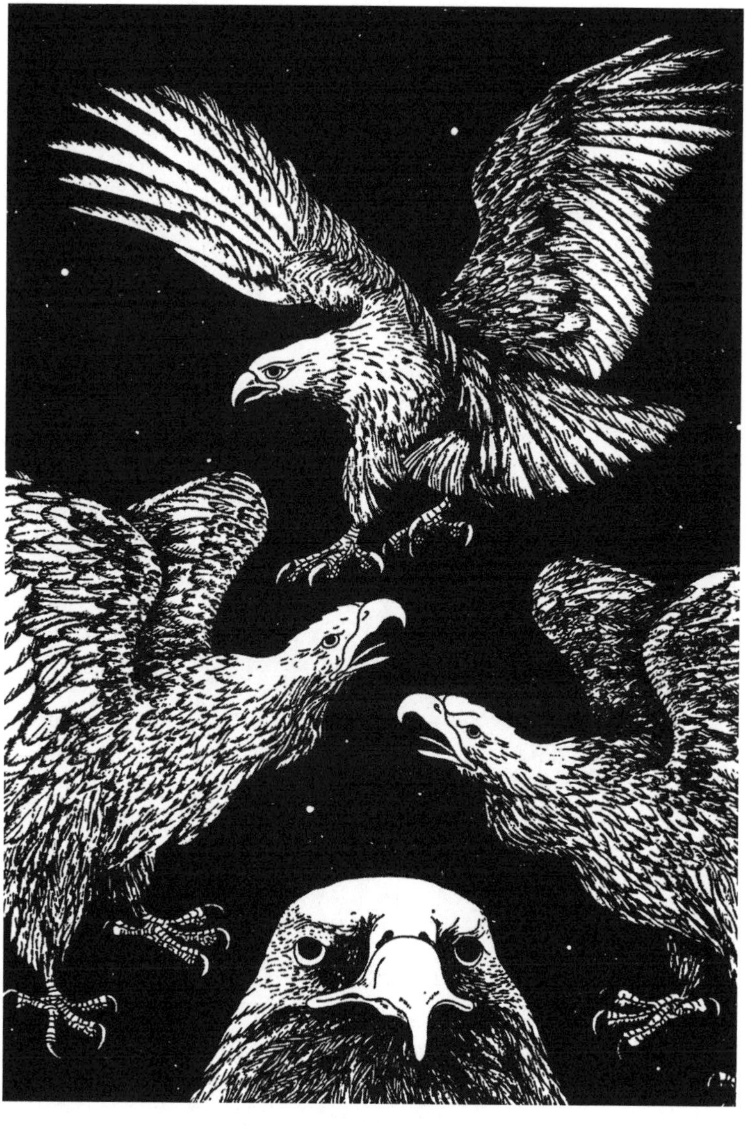

圖十：看見力量動物四次
芭芭拉・歐爾森繪圖

擔心牠是否以活體的方式呈現，或是以木頭、石頭或其他材料形成的雕塑，這些呈現方式都算數。再次提醒，不必過度用力嘗試。這趟搜尋應該是毫不費力的，因為你所使用的是超越尋常自我的力量。

14. 見到同一動物四回之後，立刻用一隻手將那動物緊抱在胸前。那動物會心甘情願的跟來，否則就不會出現在你面前。抱緊該動物後，拿起沙鈴響亮的搖四下。這是給鼓手暫停打鼓的訊號。然後以極快的節奏（約每分鐘二百一十下）搖動沙鈴，為鼓手設下打鼓的節奏，隨即快速的從隧道返回到房間內，這通常花不到三十秒時間。回程的速度要盡快，以免不小心失去了守護動物。

15. 放下沙鈴，將動物緊抱在胸前，起身跪在地上，面朝躺著的夥伴（鼓手一看見你起身跪著，就要立刻停止打鼓）。立即將捧著守護靈的雙手，放到夥伴的胸骨上，盡全力朝捧著的雙手吹氣，將守護靈吹入夥伴的胸膛（見圖十一a）。接著用左手將夥伴扶起，讓他呈坐姿，將捧著的雙手放在夥伴後腦杓之上（也就是囪門）。強力的將手中剩下的力量吹入頭部（見圖十一b）。拿起沙鈴，快而響的搖動沙鈴，順夥伴的全身繞四圈，完成力量與身體的結合程序。

16. 輕聲告訴夥伴，你為他帶回了什麼動物。如果你不知道那是什麼動物，就將動物的模樣描述給他聽。然後詳細描述旅程的細節。

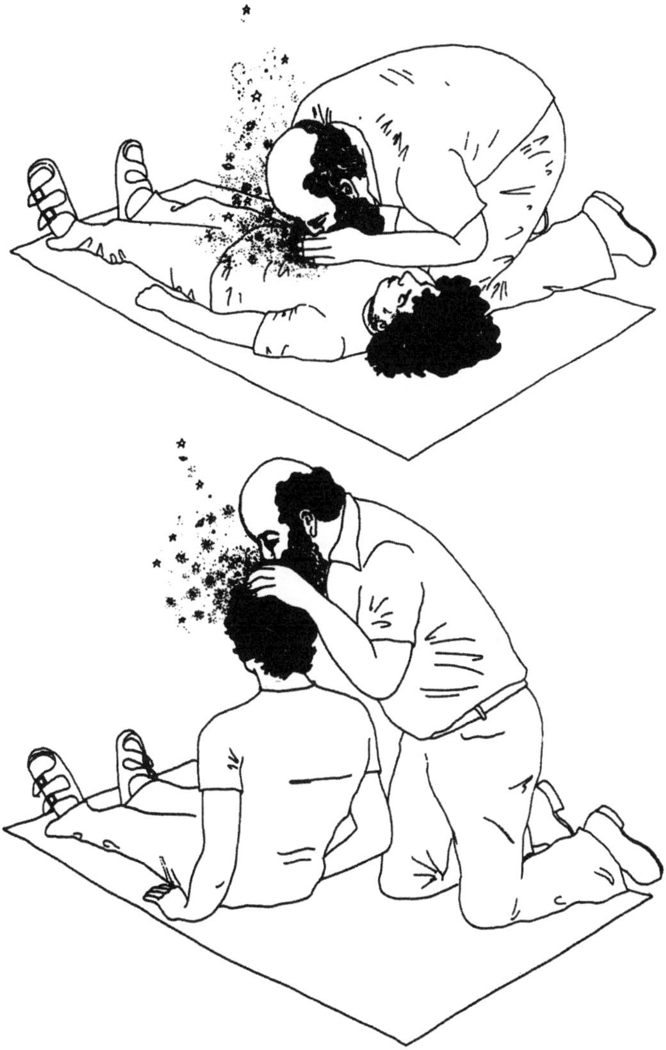

圖十一：(a)將守護靈吹入患者的胸膛。
(b)將守護靈吹入患者的頭部。
芭芭拉．歐爾森繪圖

17. 協助夥伴舞出他的動物，利用在物質形態體驗行動的感覺，做為給力量動物的回饋，讓牠覺得受到歡迎。在搖沙鈴時，應搭配夥伴的舞蹈動作逐漸加快速度。鼓手要跟著薩滿的節奏打鼓。幾分鐘後，搖動你的沙鈴四下，這是停止鼓聲和舞蹈的訊號。然後輕輕的協助舞者回到地板上的坐姿。提醒他要經常舞出他的力量動物，使力量動物願意跟著他。
18. 現在你可以和夥伴交換角色，讓夥伴為你展開同樣的旅程。當你的力量動物被帶回來後，也要舞出你的力量動物。

一首尋回力量動物之歌

西方人大都對這趟尋回力量動物之旅的鮮活度和真實性感到很驚訝。顯然在體驗薩滿旅程和成為預見者上，他們比自己以為的更有潛力。假使你或夥伴的旅程不成功，也不必為此感到氣餒。日後再試一次。有些潛力非凡的人起步也很慢。

以下是克勞提爾改編自西北海岸的辛姆錫安族一首尋回力量動物的歌，在這個案例裡，力量動物是一隻水獺：

呀嘿

唷
呀嘿嘿
呵咿
水獺追逐
朝著我游來
水獺來了
我和牠一起漂走
呀嘿
唷
呀嘿嘿
呵咿
就在我身邊
我指揮我的靈
通道的護身符

在萬物之下
呀嘿
唷
呀嘿嘿
呵咿
水獺潛下水
在我身邊游著
就在通道處
在萬物之下
呀嘿
唷
呀嘿嘿
呵咿
水獺在我之內

在我深處
水獺之靈游著
在我之下
呀嘿
唷
呀嘿嘿
呵咿[19]

五位學員分享的旅程

你或許想要和與別人合作過找回力量動物的人，比較彼此尋回守護靈的旅程。以下是幾個摘自我的工作坊的代表案例。

旅程分享1

在第一個案例中，當事人適切的等到某隻動物出現了四次。只看見動物某部分的特寫，例如一隻眼睛，也算數，只要確定那的確是某一特定動物的一部分即可。

我從今晚稍早使用的同一個洞穴進入。一開始裡面有水，然後就像是水閘那樣，水陡降而下。我不斷的從一個水閘跳到下個水閘，又跳到下一個。水最後變成了泥土。我開始奔跑，還是在同一山洞中前進，然後出現一座木橋。我跑上木橋，它向上延展，到了末端出現階梯。我爬了好長一段階梯，終於來到一處看起來像非洲平原的地方。很多不同的動物出現了又消失。最後，我看到一隻羚羊站在一處水坑旁。牠立即變得相當鮮明，非常鮮明，而且出現了四次。喔，有一次牠還出現在我的上方。最後一次是非常鮮明的單眼特寫。所以我就把牠帶回給我的夥伴。

旅程分享2

下個案例中的動物以不尋常的方式展現了牠的力量，攻擊了當事人兩次，其中一次甚至直接衝過他的身體。這在北美平原印第安人和希瓦洛族的靈境追尋中是常見的現象，當事人隨後出現

「昏黑感」的經驗也很常見。當事人事前並不知道這些現象的存在。事實上，這隻力量動物是匹馬，很值得特別注意；因為這是個例外的案例，因為一般的規則是馴化的動物不能擔任守護靈。不過，在此出現的馬是野生的，並沒有騎士騎著牠，也未被馴化。

我從我的洞穴進入，洞穴位在西班牙海岸外一處我到訪過的小島，其懸崖的一側。它延伸到一個直徑約九公尺的水底洞穴，是必須潛水才能到的地方。我坐在那裡等著會發生什麼事時，一匹馬開始朝著我衝過來。你知道的，有匹馬朝著你衝過來是很恐怖的，所以我猜我昏了過去。總之，我醒來後（感覺是立刻就醒了），看見一頭白山羊站在馬原來的位置。牠晃著腦袋像是要我向旁邊看。我四處看了看，看見我身後有匹棕色鬃毛的白馬，就是我之前看見的那匹馬。牠又開始朝我衝過來。我心想，天啊，牠又來了。牠對著我衝過來，穿越了我。然後我又看見了山羊。這時我已經看見馬兩次、山羊兩次。所以我四處看著，心想已經各兩次了，我應該要看見某種動物四次。

然後我開始看見魚，有隻很像旗魚的魚進出水面兩次。我心想，這也是兩次。這時已經有三種動物被我看見兩次了。接著魚又出現了一次，這是第三回了。然後牠潛入水中。我朝著我預期牠會出現的方向看著，但出來的是一尾很醜的鯰魚。那並不是同一尾魚。

接著一頭熊開始迂迴地朝我走來，不過又轉身走開。感覺像是我用自己的力量把牠移走了。

然後一群狼朝著我來，這時那匹馬突然出現了。牠踢著後腿，保護我不受狼的侵襲。這是第三次遭遇馬了。總之，牠又消失了。我轉身回頭尋找來時路，結果看見牠就站在洞口。一匹有棕色鬃毛的白馬。於是我把牠帶回來了。

旅程分享 3

有時候，薩滿無法成功的在旅程中為夥伴找回力量動物。以下這個人的經驗正是如此。儘管如此，每一次旅程都能為薩滿增長知識，並逐漸將在薩滿意識狀態中獲得的其他訊息整合在一起。

這趟旅程對我來說非常奇怪。我在旅程中穿越了一個完全沒有任何生物棲息的世界。整個世界都是人造的，一個完全由人類或其他具有智能的生物所創造的世界，全都是一間間的房間，而且是幾何形狀。看起來很像超級太空站，卻完全沒有任何生命跡象。不過，感覺像是有某些機器人躲藏在那裡。

旅程分享 4

下個案例和找到馬是力量動物的案例一樣，老鷹透過視覺上的凶猛行為來展現力量。

我進入了一個我熟悉的洞穴，然後不停的往裡面一直走去，來到一個隧道，跟著它快速的往下，我只是感受到我正在前進。我出來時，到了之前拜訪過的同一個地區。我看見一隻老鷹，可是牠飛走了。然後有隻紅松鼠坐在樹上。我不知道守護靈會是老鷹還是紅松鼠。我等了一會兒，突然間老鷹從後面出現，攻擊松鼠。起先我以為老鷹會把松鼠殺死並且吃掉，但牠沒這麼做。牠停止攻擊。松鼠消失後，老鷹四處飛翔。我從不同的角度看見老鷹，我就把牠帶回來。

旅程分享 5

我曾經提過科尼波族利用某些樹的樹根下達到下部世界。下個案例中的當事人自己發現了這種技術。這對如何在薩滿意識狀態中累積薩滿知識，是個很好的示範。為了簡化內容，我只描寫了他的歷程的初始階段（老虎是其夥伴的力量動物）。

我從那個洞進去後，在地底順著一棵松樹的樹根前進。由於地面崎嶇不平很難走，我於是爬上一根樹根，走在樹根上，向下前進。樹根不斷分支，變得越來越細。之後我來到一根色澤較淺的樹根前，這是我上次旅程時用的樹根，我便換到這根樹根上，繼續跟著它前進，直到它突然中斷為止。這時前方有個很深的井，井的壁面全是黑色的。我知道我要進入井裡，於是直接跳進去。我在黑暗中墜落了很長一段時間，最後看見底下一個東西有狹長的輪廓。原來，那是一根很粗的繩子，是橫跨深井的吊橋的一部分。我掉落在繩子上，然後爬到橋上，朝右邊走去。在走下橋的同時，我看見了一頭動人的老虎站在一邊看著我……

薩滿與患者的共時性

一趟成功的旅程會有的特徵之一，是經常會出現共時性，或有值得注意的巧合發生。例如，患者在接收了力量動物之後，常會向薩滿表示自己早已和那隻動物有不尋常的連結。有可能是童年的深層聯想、近期的奇特遭遇，或是有收集那特定動物的影像與圖片的長期喜好等。

另一種經常出現的共時性，是儘管兩人沒有任何言語溝通，患者卻也經歷了薩滿在旅程上遭遇的相同細節。這類具有相似經歷的經驗，在一群人擔任靈性獨木舟的船員進行薩滿旅程時，更加彰顯。這時往往會有多位船員重複遇見相同的動物，並且在旅程結束後的討論中，彼此確定牠出現時的特定細節。

在薩滿工作中，注意這些正向的共時現象，非常重要；因為它們就是信息，顯示力量正在運作，而且產生的作用超越正常的可能範圍。事實上，若能觀察正向共時性的頻率，就和無線電導航信號中的歸航信標所產生的效果一樣，表示你採取的是正確的程序和方法。

當「好運」出奇頻繁時，表示薩滿工作的方向是正確的，而且正從力量中獲益。以下幾個案例，顯示正向的共時性有時也會出現在找回守護靈的工作中。

在第一個案例中，患者在薩滿還沒告訴他任何訊息之前，在力量動物被吹入體內的那一刻，就看見了牠。

擔任薩滿者：我從地面的洞口進入，往下來到一條我去過多次的隧道中，越過了穿越隧道的小溪。這回我走進一個我不曾進入的黑暗山洞中。過去我都略過它，往別的路徑走。我從山洞出來，到了一處沙漠，那裡有很多不同形態的仙人掌。我看見許多在沙漠會見到的動物。然後我看見一頭山獅。這一切都發生得非常快速。那山獅像是在戲弄我似的跑開，不過牠朝不同方向跑來跑去，所以我從四個不同角度看見牠。我便把牠帶回來。

擔任患者：他把我扶坐起來，向我的頭頂吹氣後，我立刻清晰的看見一隻貓科動物張著嘴露出牙齒咆哮著。我想這應該是有關聯的，因為影像實在非常清晰。接著他告訴我他幫我放入的是一頭山獅。

在下個案例中，夥伴甲在稍早的探索旅程中來到一座老舊農舍，在附近山坡上遇見一頭山羊。他並未向任何人提及此事。當夥伴乙（對甲先前的經驗毫不知情）為甲進行尋回力量動物的旅程時，找到了一座老舊農舍，而且在附近山邊發現一頭山羊。乙將山羊帶回給甲。從薩滿的觀點看來，這類的共時性意味他的力量動物和牠想被帶回來給他的意願是真實無疑的。

夥伴甲：我飛也似的穿越了隧道，我知道我的旅程很長，而且行進的速度非常快。我來到某種農場，感覺非常老舊而遙遠。我在農舍四周逗留了一會兒，所有東西都是木造的，沒有任何現代化的物品。我爬到一座山坡上，看見一頭羊在那裡，是一頭山羊。然後我就回來了。

夥伴乙：我去到我的洞穴裡，穿越了地洞。我不覺得自己能找到任何東西。突然間，我發現一塊突出的岩石上有一頭羊，那是一頭相當漂亮的白色山羊。牠看著我，然後飛奔離開，朝草原跑去。我跟著牠到了那裡。草原的遠處有一座很大的農舍。那是一片美麗的草原。我來到農舍，看見山羊在山坡上。我看見那羊四次。第五次看見牠時，牠正要往一個洞裡去。我想要跟著牠進去，因為牠看起來很調皮，可是我沒那麼做。我抓住牠，把牠帶回來了。

夥伴甲：我沒跟她說過我看見山羊的事情。每次發生類似情況時，我的理智就會問說，這真的是來自外在的經驗嗎？或者是我們的潛意識所創造的？不過，這種問題其實毫無意義。

團體的靈性獨木舟

稍早描述過的海岸撒利希族的靈性獨木舟，也可用來提供珍貴的團體經驗，這是讓一群人結合在一起，組成獨木舟去找回某人的力量動物。這些人必須都已成功完成本書到此為止的功課，而且其中一人必須已經被認定為薩滿了。你若要組一個團體來創造靈性獨木舟，理想上必須有人是患者，他有嚴重憂鬱、失神落魄或生了其他的病——他是真的需要這份力量，這樣團體的努力才能全都用得上。

在這個變化版的靈性獨木舟中，薩滿要在患者身邊躺下，就和平常找回守護靈的方式一樣。但它和之前所學的方式不同之處，在於其他團體成員要圍在兩人身邊，組成一艘獨木舟，在進入下部世界的旅程中擔任划槳者、撐船者、監視哨和保護者。

以下是變化版的基本步驟：

1. 除了患者之外的所有參與者都要複習第一三七——一三九頁所描述的「起始之舞」和「舞出你的動物」的篇章。在舞蹈中，請鼓手跟著薩滿的沙鈴節奏打鼓。如果參與者也有沙鈴，他們在跳舞時，也可以跟著薩滿定下的節奏一起搖沙鈴。
2. 患者在昏暗安靜的房間地板上，躺在地板的毯子上。擔任薩滿船員的人躺在患者周圍，圍成獨木舟的外型，船頭與患者腳的方向一致。組成獨木舟船緣的船員也負責划槳。每個成員的腿要和前後方成員保持接觸，藉此形成一條沒有間斷的人鏈。

鼓手坐在船尾的中心，鼓擺在膝蓋上，為獨木舟在前往下部世界時的划槳者提供節奏。

3. 划槳者組好獨木舟後，負責領導團隊的薩滿先熄掉所有燈光，只留下鼓手後方的蠟燭，然後走到獨木舟中央。

4. 薩滿開始進行於「找回力量動物的旅程」中所描述的第四及第五步驟（參見第一五七——一五八頁）。

5. 團體伴隨著薩滿，一起唱著他的力量之歌。當整個團體一起唱出歌詞時，靈性獨木舟將能更有效的運作。

6. 薩滿開始進行「找回力量動物的旅程」中所描述的第六至第九步驟（參見第一五八頁）。

7. 在鼓手開始擊鼓的同時，船員們也開始划槳。船員也可以依著鼓聲節奏，真的開始划槳，但不需要使用有形的杆子或槳。在昏暗的室內，包括薩滿、鼓手和船員等所有參與者，開始觀想各自進入下部世界的入口。

在獨木舟中間和患者並排躺著的薩滿，是獨木舟上唯一要負責尋找守護靈的成員。這個任務只屬於他。不過其他船員要負責「觀看」並且搜尋下部世界，以便驅離任何感受到的危險，同時也收集可在旅程結束後分享的資訊。由於他們一起唱出了薩滿首領的力量之歌，召喚他們的守護靈，所以現在他們的身邊也有自己的守護靈在場。藉由這些力量動物的幫助，他們要搜尋隧道，再搜尋下部世界。假使看見任何露出毒牙的爬蟲類動物、飢渴貪婪的昆蟲或露出牙齒的非哺乳類動物，他們就要敦促自己的力量動物，將這些動物阻擋在獨木舟之外。在這麼做時，他們可以發出力量動物的叫聲。

8. 薩滿開始進行「找回力量動物的旅程」中所描述的第十到第十四個步驟（參見第一六〇—一六四頁）。

9. 當薩滿響亮的搖響沙鈴四下，表示他已經找到患者的守護靈時，這個訊號告訴鼓手和全體船員立即展開回程。他們要觀想獨木舟急速迴轉，穿越隧道回來，並且以最快的速度划槳。薩滿一停止搖動沙鈴，船員和鼓手也要立即停止動作，這表示獨木舟已經回來了。

10. 薩滿開始進行「找回力量動物的旅程」中所描述的第十五至第十六個步驟（參見第一六四頁）。

11. 獨木舟的船員分散開來，圍成一個圓，面向圓心，讓患者有空間舞出他的動物。舞蹈結束時，薩滿輕輕的幫助舞者坐在地板上休息。他用手環抱著患者，表示仍持續支持著他，然後向其他人描述他的旅程經驗。獨木舟船員也可以依次分享自己在旅程中的經驗。薩滿則以自身的知識，為他們個人的經驗提出看法和補充。

這時薩滿可藉這個機會，在自己的知識範圍內，針對成員個別經驗與患者的關聯，以及這些經驗和非尋常世界的知識提出看法。在開始討論之前，薩滿可以詢問患者是否想要先發言。這時患者往往會主動說出薩滿帶回來的某特定動物或其他守護靈，在他生命中扮演的重要角色，尤其是在童年時。

靈性獨木舟的其他應用

靈性獨木舟不僅可以用在找回守護靈的任務上，也可用在找回靈魂碎片（這不在本書探討的範疇內）及探索旅程上。進行探索旅程時，並不需要有個患者躺在獨木舟中央。在這類情況中，鼓手是個關鍵角色，最好是由經驗豐富的薩滿來擔任。船員在每次旅程之後要互相分享經驗，藉此加速個人薩滿知識的累積。

薩滿也透過探索旅程來獲得靈性幫手（見第七章），以及獲得如何治療各種疾病的知識。在這類薩滿意識狀態的旅程中，薩滿通常是在守護靈的引導和指示下，前往特定靈性存有的所在之地。以下的文摘是一位西伯利亞的薩摩耶族薩滿首次進行下部世界旅程時的紀錄，他的守護靈帶他前往一處可學習如何治療精神疾病的場所：

「我們看見前方有九頂帳篷……我覺得我們是在一條街上。我們走進了第一座帳篷，看見七個赤裸的男女，他們一邊唱著歌，一邊用牙齒撕扯自己的身體。我被嚇到了。

『現在我要親自跟你解釋，因為你一定猜不到。』我的夥伴〔守護靈〕說：『最初，七個陸地被創造出來了，〔人類〕透過這七個陸地的靈而喪失心智。有些人只是開始唱歌，有些人喪失了心智，離開並且死亡；其他人則再度成為薩滿。我們的陸地有七個海角，每個海角都有個瘋子住在裡面。你成為薩滿之後，你自己會找到他們。』

『我要去哪裡找他們，你把我帶到錯的地方了。』我心想。

『如果我不帶你去看這些靈性存有們，你要如何為發瘋的人製造魔法呢？你必須見識到疾病的所有形態。』」[20]

第六章——維護與增強你的力量

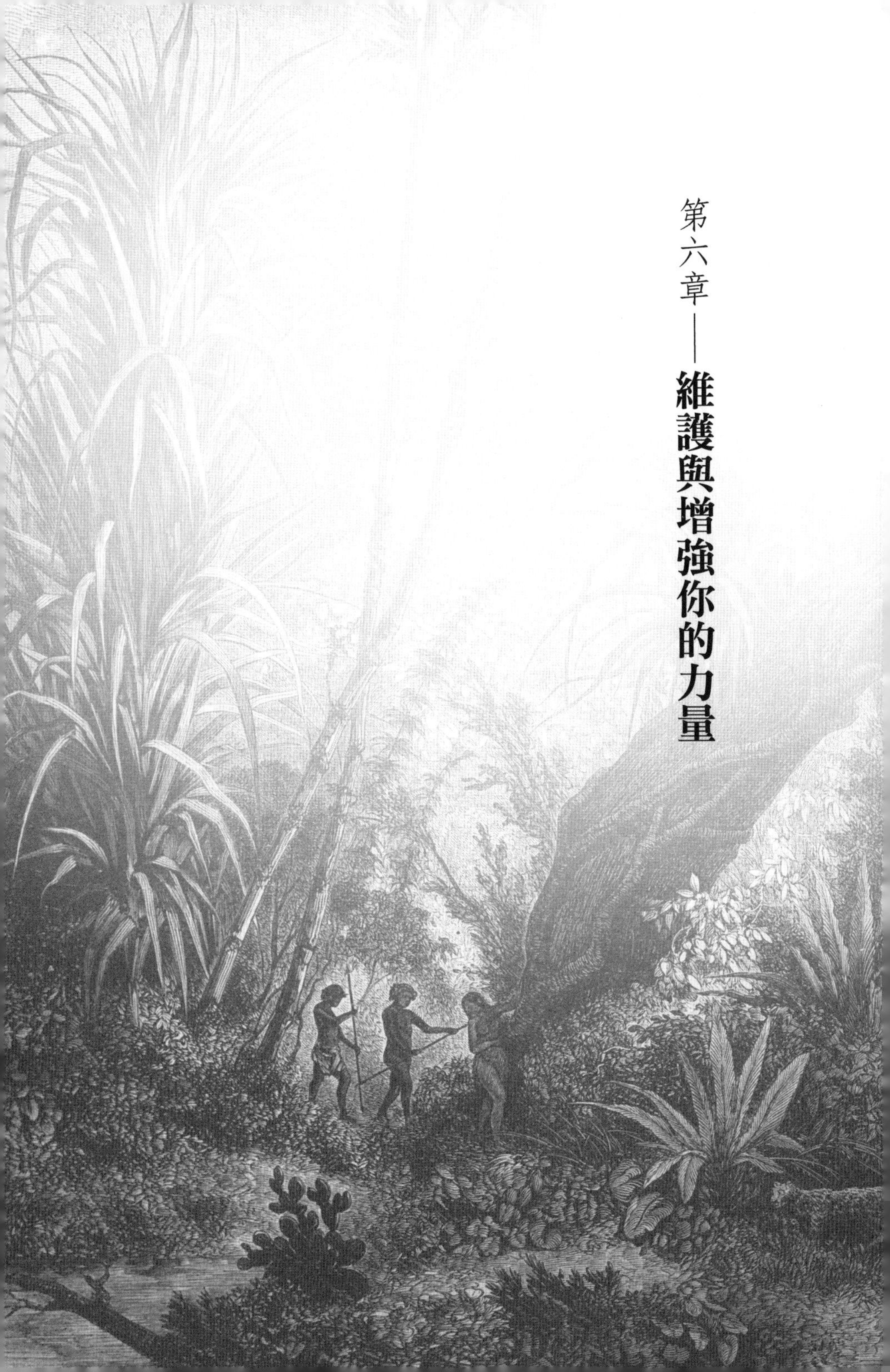

究竟該不該告知當事人守護動物的身分，各族薩滿的看法不同。對希瓦洛族來說，守護動物的身分是最高的祕密。他們認為若在當事人仍保有守護靈時揭露其身分，會導致守護靈離開當事人。然而在北美平原的印第安部落中，卻常可聽到人們公開談論自己的守護靈。因此，我將此事留給你自己決定。可能因為我接受的是希瓦洛族的訓練，所以我傾向於不討論力量動物的身分。不過，在我帶領的工作坊中，由於學員要在相當重要的情境下一起工作、幫助彼此，增進薩滿知識和力量而分享力量動物的訊息，守護靈通常不至於會離去。據說美國華盛頓州印第安人的撒利希辛塔特族（Salish Sinkaietk）也抱持類似的觀點。[1]

在日常生活中運用守護動物力量的方式，就是要對自己的感受保持覺察。當你感到充滿力量時，就是應該克服生活中的重大障礙，或迎接重要挑戰的時機。當你感到意志消沉時，要盡量避開可能的危險，這時不宜試圖用薩滿方式幫助他人。

向力量動物諮詢

在展開更進階的薩滿工作之前，應多進行幾次薩滿旅程，穿越隧道去拜訪守護動物，並且向牠諮詢。這類諮詢在人類學文獻中通常被稱為「占卜」。向力量動物諮詢的常見理由，一是詢問私人問題，二是向力量動物諮詢導致患者疾病的非尋常原因及治療方式。[2]進行諮詢時，只需依照自己平常的步驟進行一趟薩滿旅程。一旦熟練了這些步驟，就不一定需要利用鼓聲協助進入薩滿意識狀態。不過，最初的階段仍然需要有夥伴擔任擊鼓的助手，或者利用薩滿鼓聲錄音來進行薩滿旅程（參見附錄A）。

即使守護靈的力量正與你同在，守護靈仍然可隨心所欲的徘徊，經常進進出出你的身體。希瓦洛族和其他部族都知道，守護靈離開時，牠的力量可以持續停留在你身上約兩星期的時間，不用回來。[3]在薩滿旅程上，你可能不必走很遠就會遇見你的力量動物，因為牠通常不會走得太遠。力量動物通常就在隧道中，或者在隧道另一端出口的不遠處。遇見守護靈時，先給牠一個無聲的問候，不讓牠離開你的視線，然後提出你的問題。力量動物最常見的回覆方式，是在你面前做出不尋常的動作。有時候，牠也會帶領你前往下部世界的某些地區進行旅程，旅程的經驗與問題的答案有關。不論守護動物選擇以什麼方式來回答，都要清楚的牢記每個細節，然後穿越隧道回到尋常意識狀態。

最初幾次執行這項工作時，問的問題越簡單越好，這樣牠才能以「是」或「否」來回答。如此，力量動物在你面前以動作回覆時，你才能輕鬆的理解答案為何。等你在理解牠的「語言」上更有經驗時，問題就可以問得更複雜些。我建議以寫筆記或口述錄音的方式，幫助自己記得所獲得的訊息細節。這對整體的薩滿工作來說，也是個良好的習慣。

不過，最好不要等到有麻煩時，才透過薩滿旅程的方式去拜訪力量動物。就算沒有問題要詢問，單純去拜訪牠也能獲得好處。在進行過這類拜訪之後，生命中往往會出現正向的共時現象。心中正在思考的問題，也經常能在這類共時現象中找到解答。

預知旅程

薩滿可以在他人的請求下，透過薩滿旅程來預知某人在尋常世界中所計畫的行程將發會生什麼事情。以下是一位前往西伯利亞薩摩耶族的歐洲訪客的敘述：「我在夏天要前往塔左斯卡亞灣（**Tazorskaya Bay**）之前，先在歐布多斯克（**Obdorsk**）詢問一位巫師〔薩滿〕這趟旅程的運氣如何。他打著鼓，開始從那裡旅行到雲間。他走到普爾河（**Pur River**）時，頭痛了起來，而我到那裡時也病倒了。他的船在普爾河口的漩渦中翻船。同樣的事情也會發生在我身上。他最後在塔茲河（**Taz River**）遇見弩奇姆波伊（**numkympoi**），也就是『給予光亮』的靈性存有。所以這趟旅程會有愉快的結局，我也會平安歸來。」[4]

可惜的是，作者並未說明這位薩滿預言的準確度如何。就算是理念上支持薩滿的人類學家，也往往會在人類學的紀錄上省略這類資訊。所幸坎欣爾（**Kensinger**）是其中的例外，這位倍受尊崇的人類學家曾與祕魯印第安人的卡西納瓦族（**Cashinahua**）一起居住多年。卡西納瓦族和科尼波及希瓦洛族一樣，經常藉由飲用死亡藤蔓藥汁來進行薩滿旅程。

坎欣爾提供了這段不尋常的個人證詞，證實薩滿在旅程上獲得的資訊的準確度：「幾位消息來源，他們從未去過或見過普卡爾帕市（Pucallpa）的照片，這是一個座落在中央公路盡頭，位於烏卡亞利河畔的大城鎮，但他們卻描述了在死亡藤蔓的效用下，拜訪這座城鎮時所見到的細節，內容詳細到足以讓我認出某些具體的商店和景致。有一天，在一場死亡藤蔓聚會後，九人中有六個人告知我，說看見了我的『恰』（chai），也就是『外祖父』的死亡。這發生在我從無線電中得知他的死訊的兩天前。」[5]

維護與力量動物之間的連結

當力量動物回歸到某個人身上後，他通常會立刻感到舒服很多，並在接下來幾天感受到力量流經全身。假使你有這樣的好運氣，千萬別讓自己因此變得自滿。你應該開始每週固定進行維護力量的工作，繼續讓你的力量動物感覺滿足，因為力量動物進入你的身體不僅是為了幫助你，也是為了幫助牠自己。你獲得牠的力量；而牠獲得再度以物質形態體驗生命的喜悅。因此你每一週都應該撥出幾分鐘，透過稍早學習的方式，搖著沙鈴來舞出你的動物。每週定期跳舞，能鼓舞動物守護靈，使牠願意繼續留在你身邊。如果沒有持續進行這項功課，牠們的力量可能無法持久。那些每週定期做功課舞出力量動物的人，都說他們能保有樂觀和強健的感受。他們經常表達自己能以正面方式處理日常生活中的問題，很少生病，身體和心智上都覺得更健康。

然而即使你定期舞出並且演出你的力量動物，牠仍然有可能會逐漸變得靜不下來，而且開始在你睡覺時進行長程旅行，整晚四處遊走。不過，縱使守護靈暫時離開了，牠的力量仍會停留在你身上。如撒利希辛塔特族所說的：「儘管力量動物可以走得很遠，力量一直都在人的身上。」[6]可是如果你開始在半夜沮喪或意志消沉的醒來，這表示你的守護靈不是在遊走，而是離開你了。

這些沒有得到滿足的力量動物與你的連結會變得越來越弱，接觸變少。你或許讀過某些文章，描述許多原始文化相信人會因為突然的驚嚇或恐慌而罹患重病，乃至死亡。從薩滿的觀點來看，當動物守護靈與你的連結變得薄弱時，尤其容易發生。一個沒有得到滿足的守護靈會被震離你的身體，再也不回來。

由於守護靈乃至自己的靈魂，會在入睡時離開身體遊走到他方，所以原始文化的人們通常都會很小心而溫柔的喚醒睡覺中的人。因此，從澳洲的孟根族（Murngin）到南美的瓦老族，即便是彼此相隔遙遠的薩滿文化，都認為突然把人搖醒是件危險的事情。[7]孟根族認為白天這樣做的危險性和夜晚一樣高：「在炙熱的正午，男人們常會睡在蔭涼處，如果必須叫醒他們，絕對不能急躁的叫喚，而要極小心而溫柔的……」[8]在希瓦洛族的屋子裡，人們也是以最溫柔的方式被喚醒，往往是以輕柔美麗的笛音來喚醒酣睡者。不用多說從薩滿的觀點來看，使用鬧鐘一點也不健康。事實上，某些時候，入睡的薩滿按慣例是不會被叫醒的。

薩滿對於驚嚇或恐慌的治療方式，也是運用薩滿旅程來恢復力量。例如，假使某人在車禍中受創，不論受害人的身體是否受傷，薩滿都會進行治療。當然，這類治療工作只是用來輔助，不能用來取代正統的醫療。假使受害人並未昏迷不醒，那麼治療的內容是去搜尋或找回他的守護靈，使他重新獲得能量。假使受害人陷入昏迷狀態，治療方式首先是要找回他的元神（vital spirit）或靈魂（本書並未探討這項進階技術），使他不至於死亡。英語有句俗諺「嚇到死」，很可能是殘留自早期歐洲薩滿關於這類事件的知識。

一個人失去動物守護靈時，不表示牠的力量會立刻消失。如希瓦洛族所形容的：「牠的力量就像香水。」會縈繞幾週後，才逐漸消散。在這段時間的初期，你應該尋求夥伴的協助，去尋獲另一個力量動物。假使能夠立刻尋獲力量動物，新的動物或許能夠「鎖住」前一個力量動物殘留的力量。如此一來，採用這種技術的人，就能在幾年間逐漸獲得諸多守護靈的保護力量。不過，這些累積的力量只在當事者至少擁有一個力量動物的情況下，才能持續被「鎖住」。

守護靈警示的大夢

從薩滿的觀點來看，夢可以分成兩種：尋常的夢和非尋常的夢，後者也就是「大」夢。薩滿通常只關心大夢。大夢是那種會在不同的夜裡，以相同的基調重複做了許多次的夢；或者雖然只夢過一次，夢境卻極度鮮明，有種詭異感且異常強烈的夢。大夢通常是你的守護靈、你的力量動物正在與你溝通。有時候守護靈也會親自出現在大夢之中，有時則不一定。

大夢的訊息是表面而直接的，不需要去分析隱藏的象徵意義。譬如，你若做了一個在車禍中受傷的大夢，這是守護靈在警告你將發生交通意外事故。你或許無法防止意外發生，但可以自己或與朋友一起，象徵性的以較輕微的方式把它演出來，藉此防止嚴重事件的發生。也就是說，大夢不是象徵性的，不過你的演繹是象徵性的。你可以輕鬆的在家裡做，如果有薩滿夥伴可以幫助你演繹出來，那就更好了，這樣就不會有人受傷。只要以簡單、無害的方式重塑夢境，演完就好了。北美東北部和西部部落過去都很熟悉這種技巧。[9]

既然談到車禍，以下是一位參加過我的工作坊得知「大夢」存在的學員，在課後不久向我描述的事件：

參加過工作坊不久後的某一晚，我做了一個意象非常強烈的夢，夢見我身陷在一場車禍中。檢視過夢中的景象和在夢中所有的情緒後，我看見自己傷得並不嚴重，只是受到很大的驚嚇。這個車禍夢中有個鮮明的場景，是我撞到金屬兩次。

當時我很清楚我必須把夢演出來，才能防止在意識的層面上真的發生車禍。不過，為了要測試大夢的真實性，我故意選擇不進一步採取和夢境相關的舉動。

大約一個月後，我開車載著兒子出門，心中充滿對彼此溫暖、關愛和正面的情感，一輛車突然出現在我們的面前，我們瞬間撞上了。在等著車子停止一百八十度高速打轉時，我感到旋轉的力量把我擠壓在兒子身上，同時又身在車外上方不遠處，看著整個「夢」再度上演。在整個事件中，我有一股深層的平靜感，也知道我的守護靈正與我同在，幫我擋開了「危險」。

當車子終於砰然的停住後，我還能夠冷靜的執行必要的動作，檢查自己和兒子的傷勢，確認救護車已經上路，也向震驚的路人確保一切安好，並且請一位可靠的人檢視兒子的狀況，因為他似乎受到輕微的驚嚇。同時間內，我還檢查了自己的心跳——心臟正處於震驚的狀態——並且把割傷的膝蓋挪動到椅背上，等到我被從車子裡救出送到醫院就醫為止。

整個真實車禍情境中，和夢中車禍唯一不同的地方是：我是在另一條街道上。而且夢裡沒有別人，只有我自己。

最初我以為是另一輛車的女駕駛撞了我們的車。進一步的調查後，才發現是我的車衝撞上開在前方的她。我的車打轉後又再撞到她的後車廂，才停了下來。整個事件如實的呈現，我的確撞到了金屬，然後又再度撞到金屬，完成了整個意外事件。

車禍雖然「涉及」了三個人，但我是唯一身體受傷的人，也就是膝蓋上的大割傷。

這場車禍為我帶來一個有趣的覺察：我並未受到嚴重的創傷，但我收到一個傷疤，它提醒我將來又做到嚴重的大夢時，要先演繹出來！還有另一個部分，也「符合」整起事故。你之前為我找回的守護靈，有代表物質財富的意思。我膝蓋上的傷疤雖然一點也不痛，保險人員卻認為這傷已經「糟到」足以理賠我一筆可觀的金額，可觀到我現在覺得自己挺「富有」。

大夢不見得都是惡兆，你也會做到是好夢的大夢。這可以當作守護靈跟你溝通，希望能透過你的身體力行，體驗到夢中的喜悅事件。如果是「壞的」大夢，應該盡早把它演出來。當然，如果是「好的」大夢，你就不用侷限在象徵性的表演上。

守護靈都是良善的；不過力量動物的訊息若是受到忽略，或者你沒有透過舞蹈演繹牠，牠會不安、氣餒，而想離開你的身體。牠的不安可能會不知不覺的流入你的意識中，導致緊張和焦慮感。你若是不採取補救措施，牠很快就會離開你，你會再度變得意志消沉。

遠距療癒

希瓦洛族認為一個擁有守護靈的人，除了遭受傳染病的感染之外，對死亡是免疫的。除了傳染病之外，他也不會受重傷或生大病。很難說有多少原住民文化也持同樣的觀點，但是希瓦洛族對於守護靈能力的假設，並無法以任何尋常世界的標準來證實真偽。希瓦洛族認為一個人的死亡，證明他已經失去了守護靈。由於在尋常世界中，我們無法訪問亡者是否真的在死前失去了他們的守護靈，所以有人認為，希瓦洛族的觀點不過是一種信念而已。

由於守護靈的保護力量，一個人不會受重傷或生大病，除非他已經失去了守護靈。所以，薩滿在重傷或大病的案例中最緊急的療癒工作，當然就是要盡快找回當事者失去的守護靈。由於我們的社會並非薩滿社會，因此要和住院患者在同一病房進行必要的工作通常不太可能。在美國，當薩滿和患者都是印第安人時，有時還能接受例外。事實上，諸如在納瓦霍（Navaho）保留區中的某些醫院，甚至開始鼓勵原住民治療師前往協助病患療癒，因為西方醫療工作人員開始注意到這種療癒法所產生的良好結果。不過，對非印第安人來說，可能還要等上很長一段時間，醫院才有可能接受薩滿的輔助治療。在此同時，你仍然可以透過以下所介紹的遠距技術來找回守護靈力量。

假設有個朋友或親人在遠方住院，而你想透過薩滿的方式來幫助他。病人若是處在危急狀態，有可能已經失去了守護靈。你可以在一間安靜黑暗的房間裡閉上眼睛，安靜或大聲的唱出你的力量之歌，若有沙鈴也可使用。在腦海中喚醒你的力量動物，請牠甦醒過來幫助你。

在黑暗的房間中，朝向病人所在的城鎮或區域，用手遮住眼睛，觀想病人躺在病床上的細節。如澳洲原住民所描述的，要從遠距進行療癒或任何活動，都需要在「觀看」時具有相當的專注力和清晰度。[10]觀想完病人後，隨即展開前往下部世界的旅程，去找回病人的力量動物。當你找到他的力量動物後，在精神和情緒上全神貫注的將力量動物送到病房裡你所觀想的病人身上。

接著，仍然閉著眼睛，呼喚你的力量動物。當你感受到牠的力量強烈的圍繞著你時，將牠部分的力量傳送給病人的力量動物，使後者開始跳舞。持續的傳送力量，直到你能清楚的看見病人的力量動物起身，開始在你所觀想的那位躺在病榻上的病人四周跳躍、舞蹈或奔跑為止。無論距離多麼遙遠，都可以使用這種方法。當然，這在尋常意識狀態中聽起來相當瘋狂，自然也不符合任何心理學模式的範疇。然而，伴隨這種方式而復原的正向的共時現象，確實相當值得注意。病人復原後，問問他是否曾夢到或觀想到某種動物。或許跟我經常經歷的一樣，你會對他獨自體驗到的內容感到驚訝。

要切記的是當你傳送力量動物的力量去幫助他人時，必須將力量傳送給對方的力量動物。不可直接將力量傳送給對方，因為這可能會造成傷害。讓這股力量安全的透過他自己的守護靈來過濾，只有守護靈才是唯一可以直接提供協助的力量動物。此外，也要避免將自己的力量傳送給他人。這樣做不但會耗損自己，更重要的是你會發現自己很難繼續幫助對方。所以，永遠只使用你的守護靈的力量來幫助他人。如果你這麼做，在療程結束後，只會覺得精力更旺盛而非疲勞倦怠。

如果病人一直處在危急狀態，每隔幾小時就重複觀想他的力量動物來到病榻的患者身上。假使你看到力量動物只是躺在那裡，並不警覺，也不做任何事情，表示病人的情況很危險。你必須和之前一樣，透過自己守護靈的力量再度活化牠，直到牠又開始在病人身上和四周奔跑、跳躍或舞蹈。這個程序往往需要持續幾天，每天進行幾個小時，直到病人確實脫離危險為止。即使在度過危險期後，最好還是每天進行一次。過些時候，如果覺得病人可以接受薩滿的方式，你可以去拜訪他，解釋你所做的一切，並且建議他觀想力量動物，躺在病床上時想像自己在房間內與力量動物共舞。長期以來，我一直很訝異有許多生病或受傷的西方人，都立即接受了力量動物存在的可能性，並愉快的和他們的力量動物接觸。

尋骨遊戲：一種力量練習的方法

力量的練習還可以透過各種比賽和遊戲來進行，有些遊戲困難度較高，程度較深。北美西部印第安人有個稱為尋骨遊戲、樹枝遊戲或掌中遊戲的活動很適合薩滿新手，但這當然不只是給新手玩的遊戲。這個遊戲可以兩個人玩，但更常見的是兩組人，每組至少有六個人來競賽。遊戲中，兩隊輪流試圖看見由對手隱藏的一根或多根做了記號的骨頭的位置。小組中有一人被指定為「觀看者」或「尋骨者」，試著找出另一隊手中標記的骨頭：另一隊則要試著阻止尋骨者看見他們把骨頭藏在哪裡。

尋骨遊戲大幅運用了薩滿的力量和觀看能力。譬如在美國華盛頓州西部的海岸撒利希族中，這個遊戲仍然相當盛行，而薩滿（當地稱為「印第安醫生」）被公認是最厲害的觀看者。基於這些醫生們所擁有的力量，只有自大傲慢的人才會和醫生玩這種遊戲。有位撒利希人這樣說：「如果有印第安醫生在場，根本就不必玩了，他們的心智非常強大……他們只消看你一眼，讀出骨頭在哪一隻手上，遊戲就結束了……這不是猜測，根本就是知道，你看，你看，你騙不了他們的。」[11]

在美國內華達州的帕維歐佐族（Paviotso），部落的人會獨自到山洞中過夜，尋求靈視，以便取得在尋骨遊戲中觀看的力量。帕維歐佐族認為靈視若是降臨，據說往後「他就能透視任何事物」。[12]

遊戲開始之前，兩隊最好先投注相當分量的賭注，以確保參賽者會非常認真的使用看見或防止被看見的力量。過去，北美洲西部的印第安部落或村落之間在彼此對抗時，下的賭注都很大。例如，一組人可能賭上整個冬天的存糧，另一組人或個人則可能以自己的馬匹或妻子為賭注。

在我的工作坊中玩遊戲時，賭注並沒有這麼極端。競爭對手通常願意以下列幾種方式做賭注。例如輸家要為贏家按摩半小時，或者輸家要為贏家準備一頓大餐。賭注的可能性變化無窮，參賽者的創意也經常使我感到讚嘆。

安排賭注時，需要有人擔任儀式的主持人來協調下注。他的第一個任務是將團體分成兩組。大家若是圍成圓圈而坐，可以簡單的將左半邊歸為一組，右半邊歸為另一組。理想上兩組的人數應該一致。

接著主持人請兩隊退到彼此無法聽見對方說話的距離，如此他們的討論才不會被對方聽到。兩隊各自討論輸了願意付出的代價，以及贏時願意接受的賭注。兩邊的賭注不必一樣。比賽的主持人來回兩隊之間，傳遞兩邊的開價和回價。他也負責釐清遊戲規則，並且在兩隊產生誤解時進行仲裁。

協調賭注的過程可能極度冗長，但也非常好玩。長時間的協調強化了準備進行尋骨比賽時的期待心態，是這個遊戲一項重要的特色。在主持人的斡旋下，兩隊達成賭注協議後，就可分別展開比賽的準備工作。

當兩隊面對面排成兩行準備開始比賽時，成員全都禁止說話。所以小組成員必須事先討論，決定戰略方式。也就是說，賭注決定後，各組會再花點時間討論作戰計畫。其中要做的一件事是選出第一位尋骨者或觀看者，可能也會選出候補的尋骨者，以防萬一第一位不成功。挑選可能擅長於觀看的尋骨者和候補人選，也是遊戲重要的一部分。

接著，選出第一位藏骨者和候補的藏骨者。小組也許寧願等到遊戲開始後，才選出尋骨者和藏骨者的候補人選，因為可能要等遊戲開始後，人們才能感受到他們觀看和隱藏的能力。由於遊戲正式開始後，所有人都不可以開口說話，他們必須使用非語言的溝通方式，表示有人自願擔任新的觀看者或藏骨者。

儀式的主持人應當向兩隊解釋，最好的觀看者往往是閉著眼睛執行任務，因為他們利用的是薩滿能力。有些觀看者甚至是在背對對手時的成功率最高。也有些觀看者是睜開眼睛執行任務。大家會透過經驗，各自學習到哪種方式最適合自己。

小組也必須決定如何協助觀看的過程。例如，他們或許可以決定全體成員的身體要相互觸碰，最前端以觀看者為主導，試著創造出力量的「圓錐體」。小組成員也得到指示，在己方負責隱藏骨頭時，要試圖干擾對方觀看者的專注力。他們可以尖叫、大吼、跳舞，發出力量動物的叫聲，以各種方式擾亂對方的尋骨者。

遊戲開始前，小組也可以決定唱出力量之歌來幫助他們喚醒靈性幫手，但是遊戲開始後，就不可以發出任何有歌詞的歌聲。不過，遊戲並不限制發出不具人類語言的曲調。事實上，尋骨遊戲的練習目標之一，是要有意識的運用你的動物特質。

兩隊都準備好時，就可以面對面排成兩行，兩隊相距約一百二十公分遠。若是在戶外進行比賽，主持人可在兩隊間的地面上畫一道中線。若是在室內，則可利用一條繩子或一排蠟燭做為中線（見圖十二）。每位成員的任何身體部位，包括他的手，若是跨過中線就是犯規。若是出現違規事件，主持人要擔任裁判，然後給對手隊伍一個計數信物。

計數信物可以是擺在地上的火雞羽毛（室內用），或插在地面上的樹枝（戶外用）。這種樹枝通常會塗上代表小組的特定顏色，約鉛筆粗細，長約二十到二十五公分，一端削尖。在時間較短的遊戲中，一組大約需要三或四個計數信物即可。每組都將自己的計數信物放在己方這邊的中線前。

遊戲的目標是贏得所有的計數信物。贏家不僅要贏得對手的計數信物，也要贏得自己的計數信物，這和歐洲的比賽概念略有不同。換言之，假使每組擺出三個計數信物，每一組必須先贏得對手的三個計數信物，然後贏得自己的三個信物，才算贏得比賽。裁判的責任是數清這些計數信物，並且在兩組之間移動計數信物。

這個掌中遊戲的簡化本，可以只用兩塊骨頭或樹枝，它們要比人的手掌略短一些，通常使用雞翅骨，或直徑約二點五公分寬的木條。這些骨頭或木條的

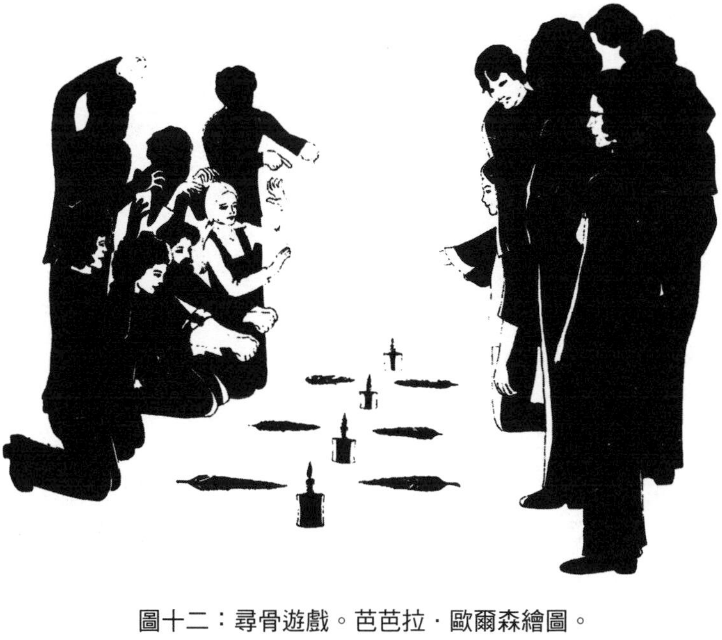

圖十二：尋骨遊戲。芭芭拉．歐爾森繪圖。

模樣要盡可能一致，不過有一根的中央綁著黑線。這條黑線標示出兩根骨頭或木條之間的差異。

藏骨的方式如下：藏骨者轉身背對對手隊伍，將兩根骨頭在兩手間換來換去，以防止對手得知哪隻手握有標記的骨頭；藏骨者也可以面向對手，用毯子或衣服蓋住雙手來變換骨頭的位置；藏骨者也可以面向對手，將雙手擺在背後來回變換骨頭的位置。

最後，藏骨者把各握有一根骨頭的拳頭，朝對手面前伸直出來即可。這表示藏骨者和他的隊友已經準備好讓對方猜測標記骨頭的位置。在這個版本的遊戲中，之後骨頭就不可以再移動了。

藏骨者伸出雙拳後，他的隊友就可以展開各種干擾的大叫和活動，儀式的主持人應同時開始以固定的節奏擊鼓。他開始擊鼓時，表示尋骨開始；他停止擊鼓時，表示尋骨者已經指出哪隻手藏有綁線的骨頭。

觀看者的隊友要保持安靜，集中專注力，為觀看者提供一層寧靜的防護罩，並幫助他掌握正確找到骨頭的力量。當尋骨者指向藏骨者的某隻手時，主持人則請藏骨者將拳頭打開。如果尋骨者第一次就正確指出握有綁線骨頭的手，尋骨小組就贏得對手的一根計數信物。信物會從中線移到贏家這邊。假使觀看者失敗了，他的小組將失去尋骨機會，但不必給一根計數信物。也就是說計數信物只在成功尋到骨頭時才會換邊，尋骨失敗時不換邊。只要小組持續成功尋到骨頭，就繼續保有尋骨權，不受中斷。贏得所有計數信物的那一隊，就贏得對手事前提出且同意的賭注。

北美洲西部的印第安部落和許多地區，有許多不同版本的尋骨遊戲方式。[13]上述的遊戲方式是為初學者設計的簡化版本。你若想要進行更複雜的進階尋骨遊戲，可以參見附錄B，蒙大拿州平頭族印第安人的方式，使用四根骨頭。

將力量物件放入藥靈包

走在森林或曠野中時，你還可以留意尋找可以加入藥靈包（medicine bundle）的物件。這些沒有特別的理由就吸引了你注意的物件，就薩滿的觀點來說，或許就是力量物件；它們在靈性層次的意義，可在進入下部世界的旅程中窺知。你很可能已經在不知不覺中收集力量物件很多年了。想想小時候收藏的兔腳？你在海邊找到的特殊圓石子，在山上草原撿到的羽毛？這些都可能是力量物件，是充滿有力的聯想和記憶的物件。

薩滿會把這類物件集中成一個力量，包或「藥靈」包，尤其會把在進行薩滿工作時產生強力個人連結的物件收於其中。你如果在某個特定地點獲得靈視經驗或感受到力量的存在，當下四處看看，是否有什麼突出的物件等著你收進藥靈包之中。

許多薩滿會將力量物件，也就是「藥靈」，包在野生動物的皮革中。有些薩滿會將之收藏在布袋或皮袋中，甚至放在老舊的紙盒裡。薩滿通常會把藥靈包包裹妥當，只在儀式場合才會當眾打開。藥靈包中的物件是相當私人的物品，這就和其他與力量相關的事物一樣，太常展現或太常談論它們並非好事，那近乎是種炫耀，可能會導致力量的喪失。薩滿打開藥靈包，拿出力量物件時，將會勾起回憶——重新喚醒與之相關的薩滿經驗的記憶。

任何小物件都可以成為藥靈包的一部分。如薩滿一貫的風格，這些都是你自己的選擇與決定。只有你知道在你的經驗中，什麼對你來說是重要的。你應經常私下打開藥靈包，回顧其中所蘊含的回憶，在即將進行薩滿工作前更應如此。假使某個物件已不再為你勾起充滿力量的回憶和情感時，應該將它歸還給莊嚴的大自然。你已經不再需要它了。

水晶是最強力的力量物件

力量物件的種類幾乎是各式各樣的，不過其中有一種是薩滿都會尋找收藏的，也就是水晶（quartz crystal，也稱白水晶）。在北美、南美、澳洲、東南亞和其他地區的薩滿，都賦予這些透明至乳白色六邊型的尖石頭異常的重要性（可見於第一六一頁圖八中的隧道牆面）。薩滿所使用的水晶尺寸各異，從小指節般大小，到罕見的一尺長以上的水晶都有。

從南美的希瓦洛族到澳洲的原住民部落，分散於世界各地的各族，都認為水晶是最強力的力量物件。[14]如澳洲東部的原住民和美國南加州及鄰近下加利福尼亞半島的西尤馬（Yuman）語系原住民，雖然彼此距離遙遠，也都認為水晶是「活的」，或稱之為「活石」。[15]薩滿使用水晶的歷史長達數千年，在許多考古遺址或溯及八千年前的史前墓地中都曾找到水晶。[16]

不論是在澳洲或上亞馬遜地區，和其他力量物件一樣，白水晶也被視為是靈性幫手。[17]希瓦洛族薩滿在靈性幫手中把白水晶獨自歸為一類，不僅是因為它所擁有的力量，也因為不論是在薩滿意識狀態或尋常意識狀態中，薩滿所看見的水晶模樣都維持不變。也就是說水晶的物質和靈性本質是一致的。西尤馬族薩滿會與自己的水晶維持一種特別的夥伴關係，而且必須「餵養」它們。這令人聯想到希瓦洛族薩滿也會用菸草汁餵養靈性幫手維繫力量。[18]

某種程度上，白水晶具有「固態光」的意涵，與「光啟」及「預視」有關。例如，在澳洲的威拉傑里族中有種類似「第三眼」的現象。他們將一塊水晶「唱」入薩滿學徒的額間，使他們能夠「看清事物」。[19]同樣的在澳洲，白水晶也經常被壓入或搓入受訓薩滿的皮膚中，或透過摩擦全身來賦予受訓者水晶的力量；威拉傑里部落還將「水晶精華液」倒滿全身。[20]威拉傑里族也將水晶泡入水中，給薩滿學徒喝下，使他們「看得見鬼魂」。[21]南美洲的瓦老族薩滿使用的沙鈴內的石子就是白水晶，這些靈性幫手會協助他祛除患者體內的有害入侵物。[22]瓦老族薩滿死亡時，靈魂會和沙鈴中的石英水合為一體，以光的形態升天。[23]白水晶與天空及天界相關聯的現象具有重要意義，它們不僅與光有關，也與太陽有所連結。墨西哥惠喬爾族（Huichol）薩滿的靈魂會透過白水晶的形態，從天上的家返回地球；[24]惠喬爾族薩滿新手則會透過前往天空的旅程，到太陽後面取回這樣的水晶。[25]

水晶在澳洲原住民的心中也同樣與天空有所關聯，薩滿可以在接觸到水面的彩虹底部找到水晶。[26]澳洲的卡比族（Kabi）或瓦卡族（Wakka）薩滿「體內有許多水晶」，因此能夠利用旅程進入最深的水池，找到彩虹精靈的住所，獲得更多的白水晶。當這位薩滿浮出水面時，將會「充滿生命力，成為最高階的藥師」。[27]

有人或許會認為水晶之所以被視為力量之物，純粹因為它是透明的石頭；然而雲母也是透明的，在薩滿相關的文獻中卻幾乎不曾提過雲母。這意味著除了透明度之外，還有其他因素存在。或許是因為水晶有時會將光折射成彩虹般的色彩。但這樣就足以解釋為何它在薩滿對力量的運用中，具有如此獨特的重要性嗎？我們或許可以在一個有趣的巧合中得到答案。在現代物理學中，白水晶也與力量的運用有關。水晶卓越的導電能力，使它被運用於早期收音機的轉換器與接收器上。（還記得早期收音機的水晶零件嗎？）從白水晶上切割下來的薄晶片，日後又成為電腦和鐘錶等現代電子產品的基本零件。雖然這些看似巧合，卻也是使薩滿知識的累積變得精彩、可敬的諸多共時現象之一。

長期以來，薩滿利用水晶預視與占卜。許多尋骨遊戲的參賽者也理所當然的，會帶著水晶祈求好運。[28]現代人所熟悉的水晶球（至少也聽過它），其實是古老薩滿水晶經過拋光之後的後代。在澳洲的羽拉以族（Yualai，或稱為羽阿拉以族〔Euahlayi〕）中，功力最高深的薩滿會透過觀看水晶來「看見過去、此刻在遠方及未來的影像」。[29]羽拉以族和遠在北美西北海岸的辛姆錫安族，都會派遣水晶或水晶的靈去擷取某一特定人士的影像。辛姆錫安族甚至利用這種技術來達成遠距療癒。薩滿在晚間派遣水晶去取回病人的影像。影像返回時，薩滿開始繞著水晶跳舞，搖動沙鈴（想必是在薩滿意識狀態中），然後命令擔任靈性幫手的水晶，祛除影像中有害的入侵力量。影像裡的遠方病人，因而得到療癒。[30]

薩滿通常會將水晶藏在身上，不讓其他人看見，也不受到陽光照射。希瓦洛族薩滿把水晶放在猴皮肩包中，和其他力量物件、青菸草葉和一只用來裝冷水泡菸草葉的小瓜瓢杯收在一起。澳洲原住民也把水晶和其他力量物件收放在袋子中。[31]薩滿也會把水晶存放在肚子裡，這是希瓦洛族薩滿用來存放靈性幫手的方式。[32]辛姆錫安族薩滿會將水晶收進掛在脖子上的袋子裡。[33]現代的派派族（**Paipai**，也就是西部的尤馬族）薩滿則將水晶收在小鹿皮袋中，或褲子的口袋裡。他們依賴水晶的程度之深，是因為對他們來說，水晶的功能相當於守護靈，而不僅是單純的靈性幫手。一位派派族薩滿如此說：「帶在口袋裡時，那 **wii'ipay**（水晶）會在夢中告訴你所有事情。它告訴你要做什麼，要問什麼。它給你一切。你得把它放在口袋裡。沒錯，如果你要當個（薩滿）就必須這麼做。」[34]

南加州和鄰近的墨西哥下加利福尼亞半島的西尤馬語系的原住民，擅長在土地的礦脈中尋找和挖掘水晶。[35]卡斯塔尼達也提及在墨西哥有獲取水晶的專門技術。[36]

當你開始收集藥靈包物件時，最好至少有一顆水晶。這類水晶是許多薩滿藥靈包的力量中心。水晶的力量會擴散到藥靈包中，幫助其他力量物件活化與維持活力。

尋找水晶最容易的方式是去找一家晶礦專賣店，在店內搜尋，直到找到一小顆特別吸引你的水晶。不要立刻將選中的水晶放入藥靈包中，或和其他力量物件擺放在一起。你必須先淨化它，因為你對它的過去並不了解。先在天然泉水或海水中清洗水晶來淨化它。然後將它分開擺放到冬至或夏至那一天，再帶著水晶前往某個孤立的高處，譬如山頂上。找一根樹枝，剖開一端，把沒剖開的另一端插入地面。將水晶尖端朝上，卡入樹枝剖開的裂縫中，把它留在山上八天，接受日照「充電」，然後才收到藥靈包中。

在兩個節氣的至點之間，每隔一段時間，應把水晶從藥靈包中拿出來，「喚醒」它的力量。喚醒的方式是，在突出於溪水或海水中的石塊上，用水晶的鈍端輕敲幾下。

美國加州中部某些印第安薩滿擁有非常大的「母」水晶，他們認為這些水晶具有特別強大的力量。多年前我曾經在加州的海岸米瓦客族（Coast Miwok）中，目睹到一個母水晶以類似上述的方式被「喚醒」，但在離太平洋海岸幾尺遠的某顆特定石頭上，使盡全力的敲擊它。[37]對這麼大一顆水晶來說，強力的敲擊是個相當危險的程序。部落的族長說，水晶如果因此碎裂，世界將會終止。這對西方人來說可能是荒誕無稽的信仰，但是「終止世界」（與卡斯塔尼達所說的「停止世界」[38]不同）在個人的層次上，或許是個相當精準的描述。這名敲碎水晶的薩滿很可能會因此結束自己的世界，而從他的觀點來看，這等於終止世界。但這怎麼可能呢？著名的物理學家大衛・芬可斯坦（David Finkelstein）聽到這樣的信念時，認為這名薩滿的確可能會因此喪命。他說，在理論上以猛烈的力量敲打這麼大顆的水晶，會釋放出數十萬伏特的電力或能量，足以將薩滿電擊致死。[39]西方科學顯然已經先進到能接受水晶是一種力量物件的觀點，而這是薩滿們幾千年來早已熟知的事實。

第七章——祛除有害入侵物

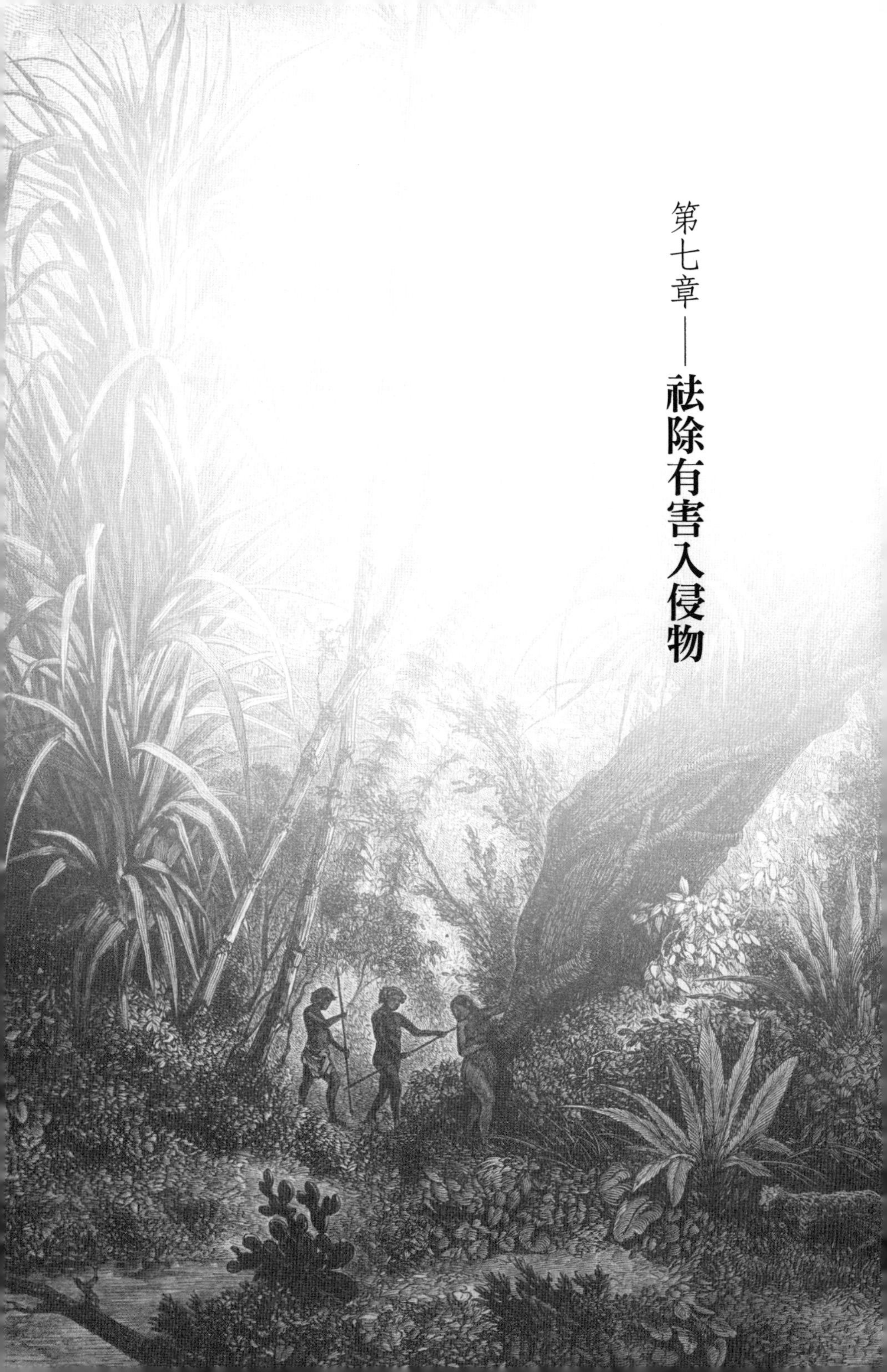

薩滿不僅使用動物提供的力量，也運用大地花園中的植物提供的力量。當然所有生物的力量，都是源自於太陽。通常動物擔任的是守護靈的角色，植物則傾向於靈性幫手。靈性幫手不同於守護靈，只有薩滿才擁有靈性幫手。非薩滿人士通常不會有植物的力量可供使用。

強而有力的守護靈動物通常是野生、未馴化的物種，同樣的，絕大部分的靈性幫手也是野生、未馴化的植物物種。事實顯示大多數馴化的動植物，並不具備足以對薩滿工作產生足夠影響的靈性力量。從薩滿觀點來看，某些動物與植物被馴化圈養，做為食物，或遭人類以其他方式利用的事實，正是它們缺乏力量的徵兆。

收集植物靈性幫手

單一種植物幫手所具備的力量通常不如力量動物強大，但一位薩滿有能力收集累積到數百種靈性幫手，因此在許多層次上，它們的集體力量也足以媲美薩滿的守護靈。野生植物的重要性在於個別物種能力的多樣性。這些植物幫手擁有兩個現實——尋常世界及非尋常世界。植物的非尋常本質，可能以巨型蝴蝶之類的昆蟲形態呈現，或是某種獸形，乃至無生命物。

可惜的是，多數的西方「文明」已不如過去的祖先，對辨認野生植物處於相當無知的狀態。因此，對我們許多人來說，要收集靈性幫手，首先得學會某些特定野生植物特性的基本知識，而這些知識對原住民來說卻只是日常生活的常識。所以以下是我對要如何取得第一個靈性幫手的建議。你在日後可以相同技術獲取其他的幫手。

首先，先到森林、草原、沙漠或野地裡走一遭。走過野地時，心中記住你的任務是：找到能成為你的幫手的植物。當某棵植物特別吸引你的注意時，在它旁邊坐下，開始熟知它的各個細節。向它解釋，你必須摘取它的全株或部分枝葉來工作，並且在摘取枝葉或整株拔起之前，先向它說聲對不起。你找到的若是一整叢植物或一棵樹，只需要摘取足以用來做植物鑑定的部分枝條即可。若是小型植物，你可能需要整株開花植物做為樣本。把樣本拿給能鑑定植物和辨別毒性的人。知識淵博的農夫或農場工人，或許就能提供你所需資訊；也可以前往在地的博物館或標本館尋求協助。

確認你取得的植物是無毒的之後，回到你取得它的同一片棲地，找到同一物種的活株，先向它說對不起，然後在不傷害植株的情況下，吃下四小片，例如取下四片葉片。然後再摘兩片，包在一起，放入藥靈包中，稍後我會解釋它們的用途。

現在你已準備好要揭開它在非尋常世界的隱藏特質。在同一天晚上，藉由鼓聲的協助，透過薩滿旅程進入地底搜尋，直到你看見同種植物兩次以上。和你當天在尋常意識狀態下所做的一樣，先在植物身旁坐下來拜訪它。仔細研究認識它們，直到它們轉變成非植物的靈性狀態為止。它們有可能轉變成各種形態，但最常見的是昆蟲、蛇、鳥類，甚至是石頭。一看見其形態發生轉變，立刻將它們在薩滿意識狀態中的非物質形態吃下去，就像你這天也吃下了它們的尋常物質的樣貌一樣，不過這次要把這一對形態「整個」吃下去。然後從旅程中返回尋常世界。每次要取得新的一對靈性幫手時，就要重複整個程序。

儘管這個方式採取的是我在希瓦洛族受訓所得的變化版本，其他地區的薩滿們也提到這種基本方式。例如以下一位西伯利亞薩摩耶族薩滿的這段敘述，描述了植物揭露自己的隱藏本質供薩滿使用的方法：「走在海邊時，我看見兩座山峰，一座覆蓋著鮮亮的植被，另一座則全是黑壓壓的土壤。兩峰之間有一座小島，長滿正在開花的漂亮紅色植物。花朵長得像雲莓。我心想：『這是什麼？』我周遭沒有其他人，但我自己研究出來了。一個人死亡時，臉會發青，產生變化：這時薩滿就無能為力了。我注意到紅色的草往上長，黑色的往下長。突然間我聽見一個叫聲：『從這裡拿一顆石頭走。』石頭是紅色的。由於我注定要活下來，我就趕緊拿了一顆紅石頭。我以為是花朵的，原來是石頭。」[1]

你必須盡力取得至少十二種植物，才能在療癒過程中運用到靈性幫手。這些幫手在非尋常世界中的形態，至少要有蜘蛛、蜜蜂、黃蜂、大胡蜂和蛇各一。薩滿擁有的靈性幫手的數量和種類越多，就越有能力處理疾病。

薩滿在療癒中會使用靈性幫手，幫助遭到有害力量入侵的人。比起找回守護靈的工作，祛除入侵物是更進階、更困難的薩滿療癒工作。我建議你只在完全熟練了薩滿旅程和守護靈工作，獲得了足夠的植物幫手，並且對薩滿工作非常認真的情況下，才展開祛除的工作。伊利亞德說得沒錯：「要從患者身上祛除邪靈，薩滿往往必須把邪靈放入自己的體內；這麼一來，他所受的苦痛與折磨比患者更多。」[2]

祛除入侵物的薩滿觀點

力量入侵所導致的疾病，是透過局部性疼痛或不適來呈現，往往還有體溫升高發熱的現象，這（從薩滿觀點看來）與有害力量入侵時的能量有關。在某種層次上，力量入侵的概念和西方醫學中的發炎概念相似。患者應該接受尋常世界中對入侵物的治療（也就是透過正規醫藥來治療發炎），並接受薩滿的非尋常世界療法。

力量入侵和傳染病一樣，似乎經常發生在人口最密集的都會區。從薩滿意識觀點看來，這是因為許多人在不知不覺中進入了諸如憤怒這類情緒失衡的爆發狀態下，而具備了傷害他人的潛力。當我們說某人「散發敵意」時，就隱約表達了薩滿的觀點。

薩滿認為，不懂薩滿原則是危險的。由於人們對薩滿原則的無知，因此也不懂得如何透過守護靈的力量來防衛自己，不至於受到敵意能量的入侵。他們更不知道自己也可能在無意中傷害了他人。薩滿相信由於人們不知道自己的敵意能量可以穿透他人，人們大多時都是在未經察覺的狀態下，對其他人類造成傷害。

移除有害入侵力量的薩滿工作是件相當困難的工作，因為薩滿不僅在生理上，也要在心理上和情緒上將入侵力量吸出患者體外。這項技術在彼此相隔遙遠的薩滿文化之間，如澳洲、南美、北美洲和西伯利亞都有廣泛的運用。

你若是看過《吸吮醫生》（*Sucking Doctor*）這部影片，片中記錄了加州著名的印第安薩滿艾西．派瑞許進行療癒工作，你會看見這位薩滿拉出了入侵力量。[3]然而，西方懷疑論者卻說這位薩滿是假裝從患者身上吸出某種東西，那東西其實是薩滿早就藏在嘴裡的。這樣的懷疑論者顯然不曾親自研究過薩滿，不了解其中的實情。

事實上，薩滿知道有兩個世界的存在。和希瓦洛族一樣，薩滿拉出了一個入侵力量，它（在薩滿意識狀態中）具有例如蜘蛛等某一特定生物的外表，但薩滿也知道這是某種植物的隱藏本質。當薩滿吸出那股力量時，他利用了在尋常世界有著同樣靈性本質的植物，捕獲入侵物。換句話說，拉出的局部植物其實是一個力量物件。例如，薩滿可能會在嘴裡存放該植物的兩段半吋長樹枝，他知道這是要被吸出的危險力量的物質「棲所」。他用其中一段樹枝捕獲這股力量，用另一段協助完成。薩滿之後從嘴巴抽出該植物力量物件，並且將它展現給患者和觀眾看，做為尋常意識狀態的證據；這樣的動作並不會抵銷他在薩滿意識狀態下於非尋常世界中的作為。

以下所介紹的吸出技術中，薩滿並不會在嘴巴裡存放或使用植物的片段。這是因為我發現這種物質力量物件的使用法，對西方人在進行薩滿吸出工作時，似乎只會造成阻礙而並無幫助。雖然聽起來有點奇怪，但西方人至少和原住民族一樣，能接受無形力量的存在。或許部分原因與西方人對無形的電子能量與輻射效應的知識有關。無論如何，西方薩滿進行這類工作，只使用植物幫手在薩滿意識狀態中的形態或靈性層面時，效果最好。

要成功的完成吸出工作，薩滿必須通知並且引領他的靈性幫手，幫助他祛除患者體內的力量入侵物。此時，薩滿會在多首力量之歌中選唱一首。我們稍早討論過力量之歌，我在第五章中也提供了一首力量之歌可用來進行這類工作。以下是另一位西伯利亞薩摩耶族薩滿呼叫靈性幫手來工作時，所唱的歌詞：

來吧，來吧，
魔法之靈，
你若不來，
我去找你。
醒來，醒來，
魔法之靈，
我來找你，

喚醒沉睡的你。[4]

在薩滿旅程中，看見有害的力量動物

祛除或移除力量入侵物的程序，與為患者進行薩滿旅程，在進程上到某一點為止是一樣的。這某一點通常出現在旅程初期，在薩滿進入地底入口後不久，而且是他仍在通往下部世界的隧道中發生。患者若是遭到有害力量的入侵，薩滿會突然看見以下景象之一：貪婪或危險的昆蟲、露出毒牙的蛇，或其他顯露毒牙或牙齒的爬蟲類和魚類。他會立即停止旅程，處理這些入侵力量。也就是說，在隧道中看到這些有害力量的其中一種景象，就是應該立刻透過吸出，移除入侵物的信號。不過，這項工作必須要擁有兩個與所見到的力量入侵物相同的靈性幫手的薩滿，才能執行。如果薩滿還無法執行這項工作，他可以回頭離開隧道，或者繞過入侵存有，繼續前進，去為患者取得守護靈；這在入侵物的祛除工作能夠完成之前，也是重要的輔助治療。

這並不容易解釋，但薩滿如果在隧道中看見這些生物的其中一種，就可以完全確定牠正在侵噬或破壞患者身體的某部位。在那當下，薩滿會產生強烈的反感，而且察覺到該昆蟲或生物是邪惡的，是薩滿和病患的敵人。即使是對植物和動物極度崇敬的蘇族藥師，如瘸腳鹿，也有同樣的感受，因而說出蜘蛛：「也有力量，不過是邪惡的力量。」[5]（見圖十三）

克勞提爾在詩文的詮釋中，描述了辛姆錫安族薩滿在療癒旅程中的經驗，也出現這種看見和繞過貪婪或危險的昆蟲或其他生物的現象：

遠方
巨大的蜂窩
我繞過
巨大的蜂窩

蜂靈
看見我
飛高
射向我
我滿身血流
滿身中箭
我就要死去

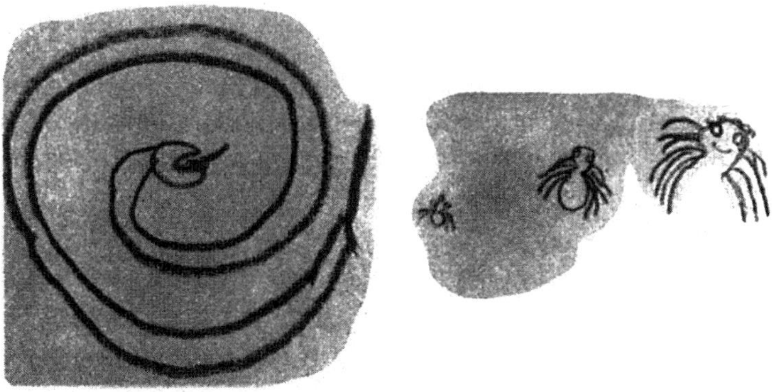

圖十三：以蜘蛛和蛇的形態出現的有害入侵力量。這是希瓦洛族薩滿在薩滿意識狀態下，在病人體內所看見的景象。該薩滿於事後所繪。

我就要死去

遠方
巨大的蜂窩
我繞過
巨大的蜂窩

祖母
看見我
她的小男孩
她療癒我

她使我成長
哺育我
內在的
小男孩

遠方
巨大的蜂窩
我繞過
巨大的蜂窩[6]

一位有資格能夠吸出入侵物的薩滿，如果在隧道中遇見清單上的生物，而且擁有兩個與所見生物相同本質的靈性幫手時，他必須立即停止旅程，從躺著的姿勢起身屈膝跪著。假使旅程使用的是靈性獨木舟的方式，鼓手在看見薩滿起身時，知道旅程已經中止，要立即停止擊鼓，讓獨木舟「停在水中」。鼓聲的中止，也是通知所有船員停止撐杆或划槳，因為旅程已經停止了。

薩滿跪著，開始唱出他的力量之歌，呼叫靈性幫手來幫助他接下來的吸出。他把一個裝著沙子或水的籃子或碗拉近，這通常是他已經使用多次，是用來吐出他從患者身上吸出的物體的容器。薩滿在患者上方搖動沙鈴，充滿力量的唱著力量之歌，呼叫他的靈性幫手前來協助吸出工作（見圖十四）。此時，觀眾或船員都面向患者和薩滿圍坐成圓圈，一起唱著力量之歌，貢獻自己的力量。

薩滿必須在患者身上找到有害入侵力量的所在。這時他採用的是一種探測技術。在不藉助飲用死亡藤蔓來透視患者的情況下，薩滿可以使用類似探測棒的技術。在薩滿意識狀態下，他閉著眼睛，將空著的那隻手伸出來，在患者的頭部和身體上方前後移動，緩慢的偵測患者身體的任何局部位置是否有特別的熱氣、能量或震動的感覺。一位熟練的薩滿伸手在患者身體上方幾吋處前後移動，就能在手劃過入侵力量所在的位置上方時，感受到明確的感覺。另一種技術是用一根羽毛掃過患者身體上方，尋找任何震動現象。

祛除與淨化

薩滿找到特定位置時，將安靜的或透過歌聲來召喚那兩個靈性幫手，一邊在患者上方持續穩定的搖

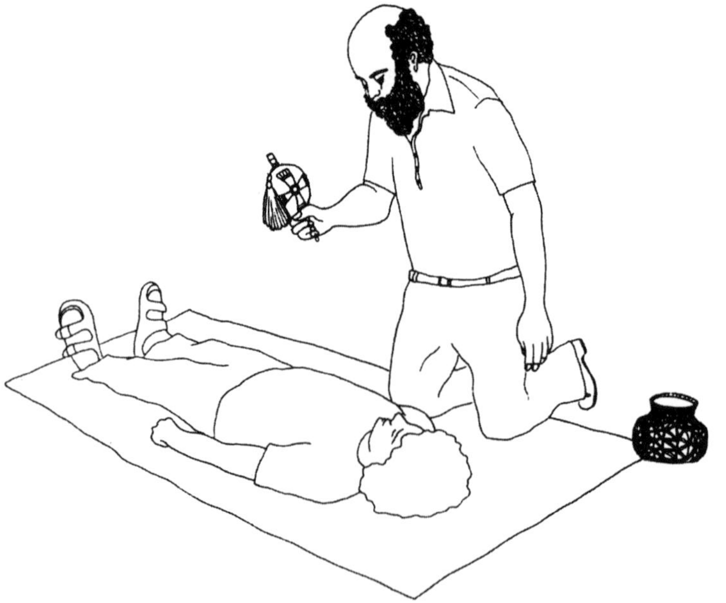

圖十四：準備吸出有害的力量入侵物。

芭芭拉·歐爾森繪圖

動沙鈴。他閉著眼睛在黑暗中清楚看見幫手來到時，便使用心念請幫手們進入他的嘴巴裡。薩滿將力量入侵物吸出患者身體時，牠們要在薩滿的嘴裡捕捉住，並且吸收掉入侵物。薩滿明確看見兩個靈性幫手進入到嘴裡後，還會請他所有的其他幫手在吸出時幫助他。現在他已經準備好展開祛除的工作了。

薩滿感受到有害入侵物於患者身體的所在位置後，使盡全力的吸著（見圖十五a）。可以隔著衣物進行吸出，但通常會拉開患者的衣服，在入侵力量所在位置真的吸著皮膚的效果更好。這個動作牽涉到的不僅是薩滿的身體，還有他的心智和情緒，在薩滿意識狀態中他是非常激動的，而且全神貫注的投入這項任務中。

薩滿在這個過程中必須非常小心，不讓他所看見的貪婪生物透過他的嘴巴和喉嚨進到肚子裡。不過，這個生物會令薩滿非常反感，因此將牠吞下的機會微乎其微。萬一薩滿不小心吞了下去，就必須立刻尋求另一位具吸出能力的薩滿協助，將牠祛除。（這是另一個為何薩滿最好有個夥伴的理由。）

薩滿依實際需要，反覆進行吸出和「乾吐」的動作。很重要的是不可吞下吸出的力量，而是在每次吸出後，將牠吐到地上的容器中（見圖十五b）。這要透過強烈到有時甚至是不自主的激烈作嘔反應來達成，這會使薩滿有種真實的淨化感，淨空了他剛吸出的那股令人在情緒上作嘔的力量。當他從患者身上移除力量入侵物時，薩滿會有一波又一波被吸出的力量吞沒的感受，幾

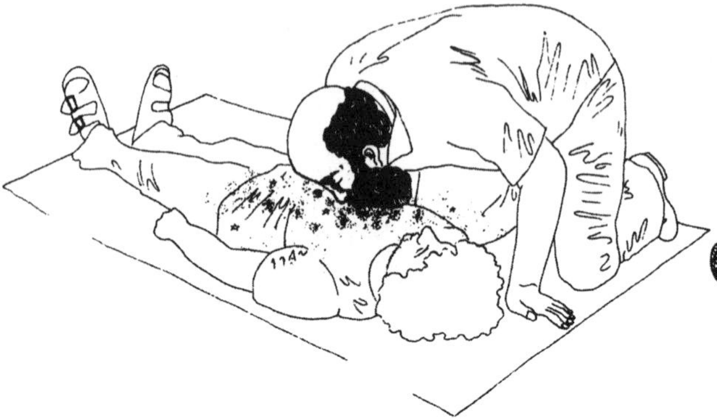

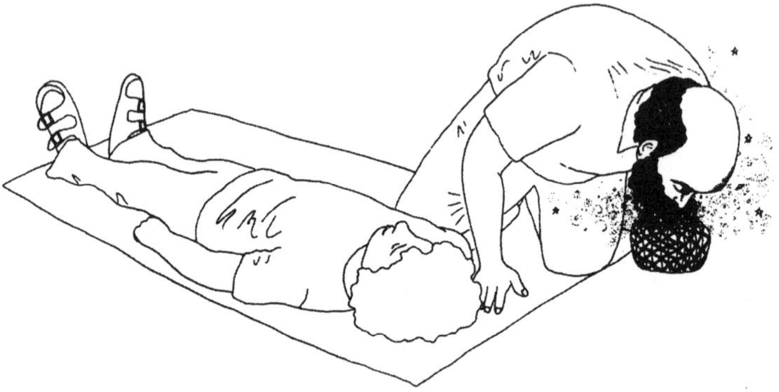

圖十五：(a)吸出力量入侵物。
(b)祛除力量入侵物。
芭芭拉・歐爾森繪圖

乎要將他震昏，使他的身體開始顫抖。每次乾吐之後，他會透過唱出力量之歌來重整專注力，再度專注於召喚靈性幫手的協助，直到他覺得自己已恢復到可以重複吸出程序為止。他持續進行吸出的循環，直到當他用手在患者上方來回感受時，不再有任何局部位置散發熱氣、能量或震動為止。

接著，薩滿可以持續在他已進行過的同一部位多吸出幾次，或者在他覺得還有入侵力量殘留之處持續吸出，再乾吐到容器中。當他感覺沒有其他受到汙染或骯髒的位置後，就可以停止吸出的程序。他或許會繼續唱著力量之歌，以便維持環繞在他周遭的力量動物和靈性幫手的保護力量。

最後，他確認患者在靈性層面上已經清理乾淨後，會開始在患者身體周圍搖動沙鈴四圈，為整個淨化區域劃出界線，在靈性世界劃出淨化區位的範圍。之後，患者可以繼續躺著或坐起身來。

程序進行到此，薩滿有件重要的事要做，就是將裝著吐出或祛除的入侵力量的容器拿出門外，遠離患者和整個團體，然後將內容物丟棄。他會收回容器，好在日後重新裝入乾淨的沙子或水，以便將來需要時使用。

接下來，要看薩滿是否感覺還有力量，以及他認為怎麼做最好，旅程可以再度開始進行，也可以延遲進行。理想上最好可以立即重新進行旅程，如此病人才能在此時找回力量動物，因而感到力量充滿，而有能力對抗其他有害的入侵物。

一個薩滿新手的創意案例

如我已經指出的，你只能在完全準備好時，才可以依據前述方式，進行薩滿的吸出工作。然而在以下的案例中，一位對吸出法只有些微認識的入門薩滿，發現自己隨著經驗的發展，竟然知道該怎麼做。但這並不奇怪，因為有心的學生一旦了解薩滿力量與療癒的基本原理後，就能邏輯的運用這些原理，有創意的去解決新問題。他的描述也說明了，薩滿可以輕鬆往來於薩滿意識狀態和尋常意識狀態，完成療癒工作。這位學生決定進行一趟他以為只需要找回力量動物的旅程，因為他很擔心他的朋友，「在維也納的一位年輕女士和父母有很大衝突，她那天的狀況非常悽慘」。他並未受過吸出入侵生物的訓練，卻很自發的以充滿創意的方式移除了前面提過的「汙穢物」。

我和平常一樣開始下降，但一進到入口處後就遇到左轉，突然間變得一片漆黑。完全沒有我之前看過的景物，就是一片漆黑。而右邊，就在那一片黑暗之前，有一堆如希臘拉奧孔（Laocoon）群像雕塑般，纏繞著蛇和蜘蛛極度噁心黏滑的一團東西，蜘蛛的腳是黑色、藍色和紅色。在試著往左走不成之後，我面對那團東西，盤算著我在當下該怎麼做。相對於我的高度，那團東西大約有兩公尺高。它不打算移位，所以過了一會之後，我開始爬上它，相信我，這還真是個骯髒的工作！在那上頭有個像煙囪管的東西，它的一側有梯子，我於是開始攀爬。管子是垂直的，最初一片黑暗，但越往高處就越來越亮。爬了一會兒之後，我還是看不到盡頭，於是放棄了梯子，剩下的路程都用飛的。管子非常高，頂端非常明亮。我出來時，來到一片陽光普照的地方，發現自己站在平坦的屋頂上。

我巡視了屋頂，看見有個呈三角形結構的樓梯入口。結構的一側是斜坡，另一側是一扇門。我爬到斜坡上，從上面往樓梯內部窺視。我彎下身探頭去看時，被一頭熊抓住，並且被拉到裡面去。我們開始下降。那頭熊把我夾在牠的臂窩不斷的走。在擔心了一會兒之後，我決定要扭動身體掙脫牠的掌控。我脫身了。那頭熊甚至沒有察覺到我逃脫了，還繼續走牠的路。我發現自己來到一個很長的山洞中，相當明亮的橢圓形山洞，後來我認出這是我自己上半身的軀幹。我注意到左邊〔他的患者在尋常世界中躺著的那一邊〕山洞結實的壁面上有些裂縫。黑色黏液正從某些裂縫滲出。我撥開了一些石頭，又流出更多黏液。最後，我挖出一個大到足以讓我穿越的開口，我就進去了。

我來到和第一個山洞很相似的山洞中，不過這個山洞充滿了深及膝蓋（某些地方還更深）的黑色黏液。下方的末端有個開口，幾乎完全被黑色石頭阻塞，累積了許多黑色黏液。我在及膝深的黏液中行走，透過開口可以看到光線，感覺是個溫暖的太陽，但完全被擋那裡的障礙物遮蔽了。一開始我不知道該如何是好。所以就起身跪著（在尋常世界中），開始用雙手從外面檢視患者的身體。最初我沒什麼明顯的感受，感覺像是她的整個身體被蜘蛛網覆蓋住。我用手指把蜘蛛網撥開後，在腹部／卵巢／膀胱周圍，清楚感受到一股集中的能量，既不熱也不冷，但同時既熱又冷。我盡可能吸出我所能吸出的，把它吐在水槽裡沖掉，那是種非常噁心的感覺。將嘴巴裡那噁心東西的殘餘物漱乾淨後，我又回到患者身邊躺下，回到山洞中。洞裡的黑色黏液少了很多，感覺也比較乾燥了。我站在那裡四處看著，好一會兒都不知道接下來該怎麼做。

接著我靈機一動，脫下我的套頭衫，把它點燃當成火把，將山洞裡的黏液都點燃了。過了一會兒，它燒到剩下很像炭和黑灰的物質，不再黏滑。我不知道所有東西都在燃燒時，我是怎麼存活下來的，不過這似乎不是個問題。火燒完後，我再度環顧山洞四周，發現山洞的上半端有個水平延伸出去的隧道，大到足以讓一個男人輕鬆的爬進去。我就爬進了隧道。感覺爬了五、六公尺後，隧道突然往下垂降了一、兩公尺，然後又彎向山洞的方向。我爬進去後，發現它再延伸兩公尺就到底了，這裡稍微寬一些。我開始在隧道末端的地面挖掘，不久水開始湧出來。我把洞挖得更大，然後趕快離開隧道，因為水流很強，就快淹到我了。

強勁的水流沖進了山洞，也把火燒後殘留的穢物朝山洞下端隱約可見光線的小洞沖刷而去。我來到被石頭堵住、水壓也越來越高的小開口前，朝石頭踢了幾下。開口變大了些，最後終於整個開啟。另一端果然有著溫暖的陽光。髒水朝洞口沖刷掉，就無影無蹤了。光線和空氣從那端泛入山洞中，使它不在晦暗無光。我發現自己做了一次不錯的清除工作。山洞的壁面和地面有淡淡的色彩，只有幾處還殘留了點黑色物質。水流變成一條小溪，流經山洞中央，朝下方有陽光在外照耀的開口處流去。（那是個很大的太陽！而且距離很近！）從那端隨著新鮮空氣的流入，燕子也飛進來了。牠們在山洞裡飛翔，使山洞再度充滿生機。我從山洞回來時也帶回一隻燕子，把牠〔力量動物〕給了患者。

患者在旅程中的關鍵時刻開始沉重的呼吸，彷彿能感受到正在發生什麼事件。事後，她解釋說她感覺到腹部逐漸鬆了開來。當我告訴她我的發現時，她確認自己有消化道和卵巢的問題。六星期後，她來信告知情況好轉多了。那種受困的感覺已經消失，無解的衝突也有了轉機。我希望很快能再見到她。也許下回我們可以為她的上半身建立連結。

這就是我的故事。或許你可以用得上它。我發現這個故事相當有趣，因為我經常不知道該如何是好，最後卻做了一大堆從來沒人告訴我該怎麼做的事。

吸吮醫生行醫記

近幾十年來，在北美印第安薩滿中施行吸出法最著名的是已故的艾西．派瑞許。她不僅能看見力量入侵物，還能聽到它們的聲音。她說當她進入出神狀態時：「……你可以聽見躺著的病人體內有聲音……你可以聽見疾病發出的吵鬧聲。人體內的疾病有點像瘋子，它們〔疾病〕是活的，有時候會發出噪音，就像昆蟲一樣……它們像昆蟲一樣活在人體內……」[7]

印第安和非印第安患者都會千里迢迢的找派瑞許治療，她也經常應病患的請求，旅行到內華達州和奧勒岡州。她曾獲得一個靈視訊息，告訴她要將她的薩滿療癒法揭露給非印第安人和印第安人，最終使所有人都能因此受惠。因為這個靈視，她參與製作了前面所提到的《吸吮醫生》影片，也在完成療程後，向觀眾解釋她所做的工作。由於她是祛除力量入侵物的專家，以下這段由羅伯特．歐斯瓦特（Robert L. Oswalt）所記錄的艾西．派瑞許的口述史，對於祛除力量入侵物的吸出法來說，是相當珍貴的的補充資訊。

> 我要談談治療人們的方法，因為你們想要知道我的這個部分。我一直是個醫生，我在這地球上的有生之年都會是個醫生——這是我被創造出來的原因。我被送到地球來治療人們。
>
> 我小時候不大明白——那就是每當我做夢（得到靈視）時——因為我只會做這種夢[8]。我以為大家都是這樣，以為所有小孩都是這樣。我以前說的都是我的夢，是我所知道和所看到的東西。
>
> 我在十二來歲時，療癒了第一個人。那時候白人醫生很難找；我們離〔白人〕醫生很遠。

有一次，我妹妹生病了。她的口瘡嚴重到他們認為她會死掉。扶養她長大的叔公，一定在我不知情時把事情安排好了——我當時正在外面玩。他們突然從屋裡喚我進去。我還記得這事，那時候是傍晚快四點了。

他們把我叫進屋裡後，叔公說：「妳能不能為妹妹做點什麼？我說妳擁有先知的身體。[9]你用妳那先知的身體或許能夠治好她。妳不能做點什麼嗎？」

我心想著：「不知道我該怎麼做呢？」因為我還很小，並不懂。但我回答了：「好的。」這是我被告知的。我的力量告訴過我：「任何人向妳請求任何事，妳都不能說『不』；那不是妳的人生目的。妳是修復人們的人。妳是治療人們的人。」這就是為何我回答：「好的。」

我同意後，就向上天祈禱。我的右手擺在她的額頭上。我這麼做時，一首我原先沒聽過的歌來到我之內。很神奇的是那首歌從我的內在浮現。但我沒有大聲唱出來，那歌在我體內唱著。我心想：「不知道我要怎麼治好她。」令我驚訝的是她幾天後就復原了。這就是我治好的第一個人……

出乎意料的又有一個人生病了。他們說他將死於白人所說的「雙側肺炎」。他躺在那裡奄奄一息。要走很遠的路，才能找到（白人）醫生。他的姊姊來找我。她說：「我來請妳幫個大忙。我要妳去看他。看看他！雖然我看得出來他就要死了，我希望妳去看看他。」

我去了之後，把我的手在他身上擺來擺去。我吸了他。令人驚訝的是這治好了他。行醫時，我也變得越來越有技術。就像白人會學習一樣，我也在學習。每次我治療了人們，我就往上一點（技術上）。

經過很長一段時間，好幾年——可有有十二或十三年——我又更往上升。然後，我注意到我的喉嚨裡有個東西可以把疼痛吸出來。還有我的手掌力量，我發現我的手掌力量。那股力量一直在我身邊。但其他人看不見，只有我看得見。

當我坐在某人身邊時，我會召喚我們的父（Our Father）。[10]那就是我的力量——我稱為我們的父。接著它降臨了，它的力量就進入了我。當生病的人躺在那裡時，我通常看得見它（那股力量）。這些事情好像難以置信，但是我自己知道，因為我們的父在我之內。我知道我看見了什麼。我的力量就是像這樣。你如果不肯相信，可以抱持懷疑。你不必相信，但這就是我的工作。

躺著的病人的深處有某種東西。我好像可以透視東西一樣——在某種東西上放一張薄紗，你可以透過它看見東西。我就是這樣看見內部的。我看見裡面發生什麼事，能用手掌感覺到它——我的中指是具有力量的指頭。

我用手工作時，很像你拋出魚線釣魚，魚咬住了你的餌——感覺像是魚那樣拉著你的線——感覺就是那樣。待在病人體內某處的疾病，感覺像是要把你的手拉向它——你不會錯過的。它讓你觸碰它。不是我把手擺在那裡的；感覺像是有人——就是疾病——拉著一根線。就像白人叫做「磁鐵」的東西。病人體內的疾病就是這樣，像個磁鐵。

接著，它觸碰了它。當力量觸碰到疼痛時，你的呼吸止住了，你無法呼吸。不過並沒有恐懼存在。那是一種胸部彷彿癱瘓了，你的呼吸被切斷了的感覺。如果你在握住疼痛時呼吸，疾病會把自己藏起來。當疼痛止住了你的呼吸時，你可以感覺到它就在那裡，你的手就可以把它拿出來。不過，如果呼吸沒有止住，我就無法把疼痛拉出來。

我把疼痛拿出來時，你看不見它。你的肉眼看不見它，但是我看得見。我把它丟出去時，我看見疾病的模樣。疾病來到某人身上時，白人的說法很不同；我們印第安人也是，我們薩滿的解釋很不同。進入人體的疾病是穢物；我想這就是白人所說的「細菌」，但我們印第安醫生稱它為「穢物」。

我再多說一點關於我的手掌力量。手的掌心有力量，中間這根指頭有力量。力量並非隨時都在運作，只有我召喚（力量）時才有。

如果某個地方有個生病的人要去找出來，手掌的力量可以找到這個病人。若有人在某處想著它，朝著我的方向想著時，〔這根〕中指的尖端，它的就像是被擊中了那樣，就是白人所說的「電擊」。如果你碰到電流之類的東西，你會知道被擊中的感覺，我的中指就是這麼做的。當他們在某個地方想著時，這時候力量就會發現，它會提出警告。這時候我會知道有人想找我。每次都正確無誤。這就是我的手掌力量。

這（關於行醫）還有很多可說。我的喉嚨裡有個行醫的力量。這裡，在喉嚨的某處，是力量坐鎮之處。那股行醫力量第一次降臨時，我的喉嚨裡有個東西已經長四年了。我像罹患了白喉一樣。最初它在束緊（喉嚨）時，我差點死掉，但我一直都知道那會成為它（力量）。

但和我在一起的人不知道，我從來沒對他們提過。不過，我的力量告訴過我：「那是因為力量從那裡進入你的體內。」當那發生時（瘤開始生長），他們找白人醫生來看我。白人醫生認不出它，告訴我可能是白喉。但我知道那是什麼。當那東西停止生長後，我就復原了。

感覺像是有個舌頭躺在那裡，我唱歌時它首次動了。我處在那個狀態，那個東西躺在那裡四年的時間。它長成後，我的聲音變好了。它告訴我它發展的目的。它告訴我：「力量正在發展。」沒有它，我無法吸出任何疾病。只有在它發展完成後，我才能吸出疼痛。

然後它給我這枝有雕花的杖，又說：「這是妳的力量。上面的那些花紋是符號。那些是疾病的文字。」它又更進一步的說：「行醫有很多規矩：妳不可以治療經期的婦女，妳不可以在有人月經來的房子裡行醫。（在那些情況下）力量不會與妳為友，力量不會為妳而起。」結果是真的。

我第一次用喉嚨行醫時，病人是位年輕女性。我治療她，把疾病吸出來時，某種像泡泡的東西從我的喉嚨冒了出來；很像你吹了一個大氣球那樣。它從我的嘴巴飄出來時膨脹得好大。大家都看見了。像是肥皂泡泡那樣，一開始它的模樣就像那樣。

自從那次之後，我一直用吸的方式吸出疾病。我吸出的疾病在裡面的運作方式也和磁鐵一樣（和使用手掌力量時一樣）。在我說過的那個力量一旦進入喉嚨的位置，疾病的動作和電流一樣快，它快如閃電，如磁鐵一般。它會中止呼吸。當它像個磁鐵那樣止住呼吸時，卻改以極慢的速度出現。

不過，你不會注意到自己屏息了多久。這很像處在白人所說的「出神狀態」。當疾病要來到我身上時，我是處在出神狀態。它總是會對我說話：「這就是為何它是這樣。這是某種疾病。這就是原因。」

疾病會飛，然後黏到嘴巴裡的某一處。我們（薩滿）的牙齒具有力量；有某種東西附著在我們的牙齒上。這裡是力量所在，在特定的一顆牙齒上。疾病會黏在那裡。有時候疾病會飛到舌頭下方。當它黏在舌頭下方時，會很難取出，我說過了，疾病就像磁鐵一樣。然後它就死在那裡。

我把死掉的疾病吐出來。我讓它落在我的手中給大家看。他們總是能看見我吸出來的疾病。但是誰也不可以碰它——它具有傳染力。誰撿起疾病，疾病就會進入他。當它在我手上時，會黏得像磁鐵那麼緊，不會掉落，即使甩手也不會掉。就算想把它甩開也甩不開。

你可以把它放在一張紙或籃子裡。你若要那樣做，就得為了這個目的而唱歌，你要召喚這個目的。有些疾病會停留一陣子——停留好幾分鐘，有些很快就離開了。有些速度快的疾病在被放下後，只會停留幾分鐘就消失了。

（關於行醫）還有很多可以說。在治療人們的這麼多年來，我見過許多不同的疾病。[11]

菸草陷阱

我們已經知道，吸出有害力量入侵物是一項進階的薩滿技術，需要進行相當的準備工作。另一種比較簡單的方法，會運用到我所稱的「菸草陷阱」，這是我向南達科他州的拉科塔蘇族藥師所學會的方法的改版。這個方法運用了入侵物喜歡菸草，會受到菸草吸引的理由為基礎。這和希瓦洛族的觀點一致，你或許還記得，薩滿持有的斬扎克，也就是負責對付入侵物的靈性存有，是以菸草水為食。蘇族運用的是菸草包，或是一種裝有菸草的迷你布包。

使用菸草陷阱時，布包是當誘餌用的，用來誘出和捕獲可能藏在病人體內的入侵物。其中一種運用方式，是讓病人躺在地上，周圍用一圈菸草包圍繞著他。當薩滿開始移除有害的力量入侵物時，他也有菸草包幫忙將有害靈性存有吸引出來。祛除工作完成時，他小心的將所有菸草包捲成一個球體，立刻將它們帶到遠處，再將球攤開，把菸草包掛在一棵樹的樹枝上，像是在耶誕樹上掛金箔絲那樣。這樣做是為了讓入侵的靈性存有消散，遠離它們可能傷害的人類的地方。

我偶爾會採取的一個方法是，利用菸草包淨化圍坐成圓圈的一群人。在這個方法中，在圓中坐在薩滿左側的第一人，先握住一團線的末端，接著由薩滿將線團以順時鐘方向繞著圓中的人拉開，留給每個人足夠綁上一個菸草包的線段。接著同樣以順時鐘方向傳遞一塊大紅布，每個人用剪刀剪下一小方塊，把布和剪刀傳給下個人。然後傳遞一包菸草，每個人拿一小撮菸草（通常是杜勒姆公牛牌〔Bull Durham〕）放進布方塊中，把布的周邊拉高變成一個小布包。每個人都把自己的菸草包綁在線上。圓裡的每個人都完成後，薩滿便站起身來，在圓的外圍繞著這圈人走，一邊搖動沙鈴。這是要幫助每個人鬆動個人的痛苦、創傷、疾病、悲傷，化到他們面前握住的菸草包中。薩滿繞著這圈人搖動沙鈴，直到他開始進入薩滿意識狀態為止。

當薩滿回到他的位置、放下沙鈴後，就要展開這個工作最困難的部分。進行這項工作時，他必須非常肯定自己充滿了力量，這樣那些被投射到菸草包中令人痛苦致病的靈性存有，才無法滲透到他身上。

薩滿唱著他的力量之歌，拿著線的一端慢慢的走到圓的中心。他把線的那端小心的放在地上，繼續唱著歌。然後，他開始緩慢而小心的將線從圓圈中的人的手中拉過來，放在圓內的地面上，盤旋成一個不斷擴大的順時鐘螺旋。在他緩慢的把相連的菸草包擺放到地面的過程中，薩滿可能會感受到一波波的絕望、悲傷和痛苦沖刷過他。他感受到的是他從圓圈中的人們取出的痛苦。這會是個難以抵擋的激動經驗。當最後菸草包鏈的末端也放在地上後，他繼續唱著力量之歌來保護自己。接著，他跪在地上緩慢而小心的從外圍開始，將螺旋捲成一顆球體。這麼做時，他可能會經歷到一股延續自圓圈內成員的痛苦、創傷和悲傷的強烈感受。

薩滿收好線球後，立刻把球從地面拿起來，拿著球的雙手伸直向外，快速走離圓圈，走到至少四百公尺遠處，然後把線球捲開，將菸草包掛在樹上。他閉上眼睛，把包圍著樹的能量推離自己後，立刻離開。其他人可以從遠方看著他。最後大家都回到原來的位置，圍成圓圈，手牽手坐在一起，唱著力量之歌。

成為患者

還有一個相關的薩滿療癒法——「成為患者」。這是幾年前由美國華盛頓州一位海岸撒利希族薩滿傳授給我的方式。一如其他移除有害靈體入侵物的方式，薩滿只可在他充滿力量時才能施行這種方式，因為在這個方法中，薩滿要把傷害患者的力量帶到他自己身上。隱形的力量斗蓬包覆著海岸撒利希族薩滿，阻止有害靈性存有侵入他的身體。[12]

以下是採取這種做法的方式之一。首先，薩滿和患者先討論痛苦或疾病的本質。他會盡其所能了解這個疾病或痛苦的感覺，並且發展出處在這種情況下會有的感受。他詢問患者第一次發生痛苦時是如何開始的，藉此了解患者在當時所察覺到的所有情況。接著他繼續提問，了解身為患者的感受、對生命的展望、以及他的問題和希望是什麼。換言之，薩滿會盡全力得知身為患者是什麼感覺。這項工作不同於精神分析，通常只需要幾天的時間，也視薩滿的技術以及他與患者關係的密切度而定。

薩滿認為他在情感上對患者已經能感同身受後，就準備好要進行這項療癒工作中的關鍵步驟。

這時薩滿和患者會前往野外一處無人居住的地區。薩滿透過沙鈴和力量之歌喚醒他的守護靈來協助他。在這個階段，患者安靜的坐在薩滿的身旁。

當薩滿感覺充滿力量之後，他和患者將慢慢脫下自身的衣服，彼此交換穿。薩滿每穿起患者的一件衣物，都要專注於患者的傷痛與苦惱，專注於變成患者的人格。當薩滿穿上最後一件衣服時，應該開始覺得自己就是患者了。

這時薩滿和患者開始在沙鈴的伴奏下跳舞。薩滿模仿著患者的每個動作與姿勢，來變成患者。當薩滿的意識開始轉換時，他會用雙手抵著患者的身體，直到感覺他已經為患者接收了一切必要的苦楚——所有他能安全帶走的為止。如果執行得恰當，薩滿會感受一波波的病症或痛苦席捲而來。

這時，薩滿會跑到數百尺外，來到無人居住的野地，停下來，將雙臂舉到前方。他盡全力專注於「丟棄」那些傷害患者，而此刻正停棲在他身上的痛苦的入侵力量上。薩滿透過雙臂真實的肢體動作，伴隨任何隨之發出的聲音，把造成傷害的力量使盡全力朝地平線的方向，拋到遠方的空中。

這個送走疾病的過程，可能要花上幾分鐘或更久的時間。薩滿在感覺到患者的苦楚和人格已經從他自己的身體移除時，他就知道工作已經完成了。薩滿會有一股淨化和放鬆的感覺。

這時他返回患者所在的地方，重新換回自己的衣服。最後薩滿以唱著力量之歌，和患者一起站在燒有野生鼠尾草和杉葉的火堆前，接受煙燻的儀式，來完成淨化工作。

這項技術的變化版本，尤其是在做示範時，可以在工作坊中運用在團體之中。首先，團體要先前往野外無人居住的地區。一位自願者坐在所有參與者圍成的圓圈中央，由整個團體進行一場簡短的訪談。每個成員詢問患者一個疼痛或生病的經驗、疾病發生時的情況、患者的喜惡，以及任何能夠幫助他們感覺成為患者的問題。練習過程中，最好不要讓非薩滿參與者獨自接收太多對患者造成傷害的力量。因此，以下描述的過程會讓每位參與者只接收一小部分的有害入侵力量，這樣才不會危及自身。很重要的是，團體的引導者要告知任何覺得自己不是充滿力量的人，不要參與，當個旁觀者就好。

接著，請患者以他想要的任何方式開始跳舞。團體成員搖動沙鈴、打著鼓，不斷調整節奏來配合舞者。自願的參與者必須竭盡所能模仿患者的舞蹈，跟在他的身邊同舞，模仿患者的每個動作。

當參與的舞者覺得自己某種程度在情緒上已經變成患者時，就要去短暫的觸碰患者，從他身上接收一些入侵力量，然後跑到數百尺外，面對荒野，依先前描述的方式將力量丟離自己。所有舞者都完成這項動作，覺得淨化之後，要返回到團體中擁抱患者。包括患者在內的所有人，手牽手形成一個力量之圓，全體唱一首力量之歌（之後可以進行一趟旅程，為患者找回力量動物）。

顯然，這個薩滿技術和精神分析，包括反移情的原理，有些有趣的相似之處，也說明了薩滿技術早就預示近年來才在西方發展出來的療癒方式。在南非的布希曼族中也有類似海岸撒利希族「成為患者」的技術，布希曼族的薩滿：「……把顫動的雙手放在那人的胸膛兩側，或是疾病所在的位置。他們輕輕的觸碰那人，通常是在接近皮膚表面位置，抖動他們的手。有時候，療癒者會用自己的身體纏住那人，把自己的汗水——據說具有療癒能力——抹到病人身上。疾病被療癒者吸收了。療癒者再把疾病從自己的體內驅逐出去，從他的手上把疾病甩到空中，他的身體因疼痛而顫抖。」[13]

布希曼的薩滿「在一種展現出痛苦和療癒的困難度，且足以撼動大地的詭異尖叫和咆哮聲中，把疾病拉出來」。這個工作會持續數個小時。[14]

後記——踏上薩滿之路，成為自己內在最好的醫生

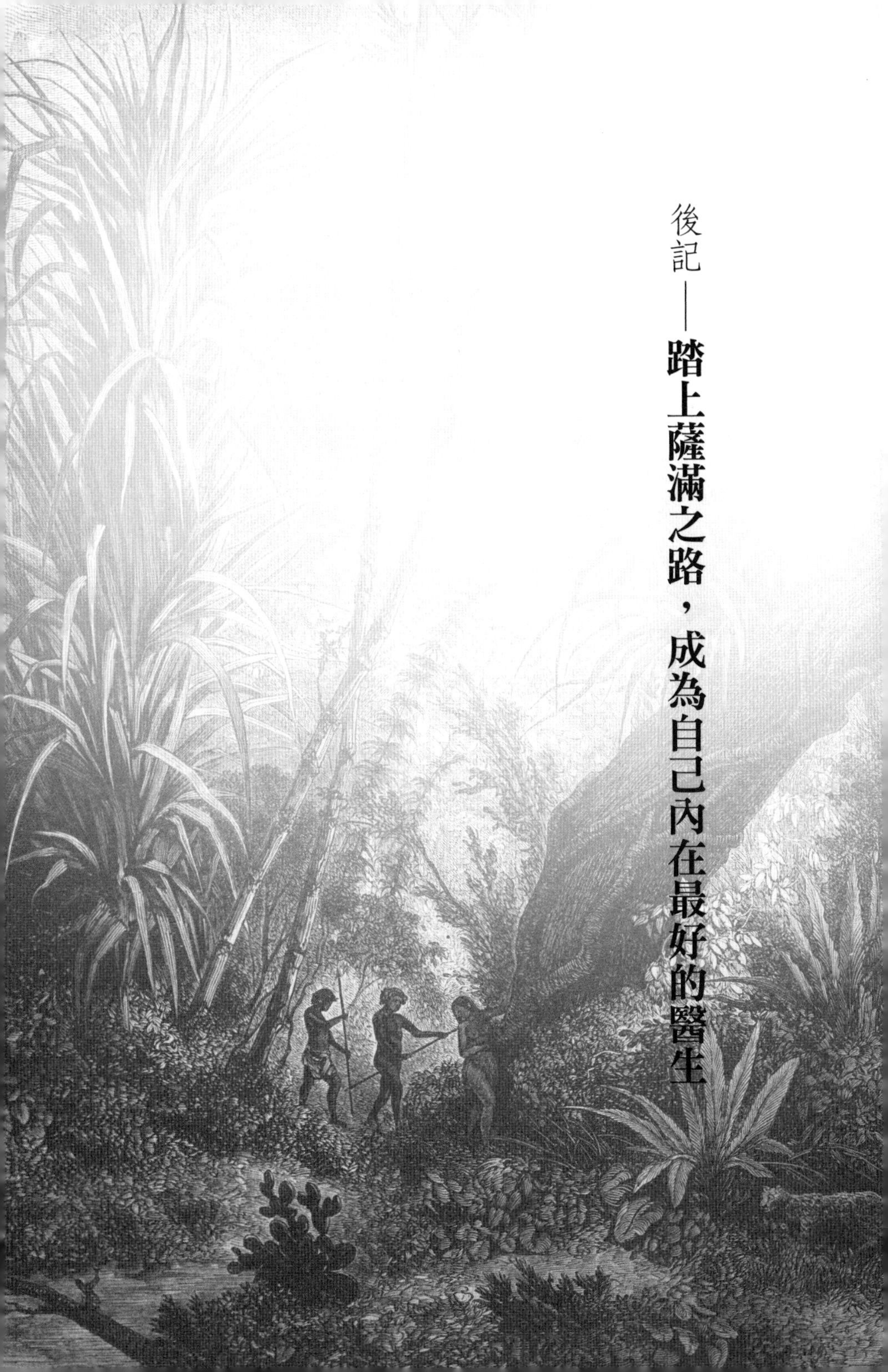

史懷哲（Albert Schweitzer）曾經說過：「巫醫成功的原因和我們大家（醫生們）成功的原因一樣。每位患者的內在都有自己的醫生。他們來找我們時，對此毫不知情。當我們給予住在每位病人內在的醫生工作機會時，我們就是最好的醫生。」[1]

也許薩滿在行醫的療癒藝術者中，具有最獨特的資格給予「內在的醫生工作的機會」。儘管原住民或許是在缺乏現代醫療科技的情況下，被迫發展出潛在的薩滿療癒力量，但至今已經有越來越多人察覺到，「生理」健康和療癒有時候需要的不只是科技的治療。如今人們有了新的認知，察覺到「生理」與「心理」健康彼此緊密相連，情感因素對於疾病的發生、進展和治療扮演了重要的角色。近來越來越多實驗證據顯示，瑜伽士和生物回饋治療法的實驗對象，有能力操控西方醫學原本認為不受心理控制的基本生理功能；這只是對於靈性和心理修行有益健康的新認知之一而已。醫學的新證據證實了在意識轉換狀態下，心智能夠透過下視丘促進身體免疫系統的運作，這對增進健康和療癒的薩滿方法來說，不僅特別令人興奮，無疑也是一種支持。或許科學最終將會發現薩滿患者的無意識心智，已經「被設計好」在聲音的驅使影響下，透過儀式啟動身體的免疫系統，對抗疾病。

快速發展的全人醫療界出現大量的實驗，內容涉及到重建薩滿長久以來一直在施行的許多技術，諸如觀想、意識轉換狀態、精神分析的部分層面、催眠、靜心冥想、正向態度、減壓，以及為幫助健康與療癒在個人意志上的心智和情緒的表達等。在某種意義上，西方世界是因為需要，才開始重建薩滿。

另一個關聯是，隨著人們越來越察覺到純以科技治療疾病的不足，對現代商業化與機構化醫療的冷淡無情產生了不滿。在原始世界中，薩滿和病人往往是同一大家庭的成員，對病人的身體健康有情感上的投入，這和現代社會中典型的十五分鐘診間看診的情況大不相同。薩滿可能只為了使某位病人康復而工作一整晚，甚至好幾晚，同時需要和病人結成雙人的同盟關係，在一場對抗疾病和死亡的英雄式夥伴關係中，彼此在無意識的層次中緊密相關。由於這是個與在自然中的隱藏力量結盟的關係，所以在受到日常生活物質影響而使心智混雜的大白天裡，看不見這樣的同盟關係。因此，薩滿和病患兩人協同闖入黑夜的清明之中，在不受外在與表面刺激的干擾下，薩滿看見涉及無意識深處的隱藏力量，並且為了病人的安康與生存，而馴服或對抗這些力量。當然，有些薩滿並非患者的家族成員，在某些社會裡，薩滿也接受付費做為服務的代價。不過，如在北美洲西北海岸辛姆錫安的吉森族（Gitksan）中，患者若是死去，薩滿經常會將收費退回。[2]

西方科學與科技醫療的成就，當然也非常了不起。但我期待有一天薩滿的知識與方法也能受到西方人的尊重，一如薩滿尊重西方的科技醫療一般。有了互相尊重，兩邊的治療法就都能用來幫助實現許多人所追求的目標，以全人取向來促進療癒和健康。使用薩滿方法時，我們並不需要知道種種科學術語如何解釋它的運作方式，就像我們不需要知道針灸為何有效，仍然能受惠一樣。

薩滿方法和現代醫學的療法彼此並不衝突。我詢問過的每一位北美和南美的印第安薩滿，都認為兩者並非競爭對手。例如，希瓦洛族薩滿就很樂意讓患者尋求傳教醫生的救助。事實上，他們鼓勵患者去尋求各種可能的科技療法。薩滿最希望、最想要的是看見病人康復。任何能使患者獲得力量，能幫助對抗疾病的科技療法或醫藥，都是受歡迎的。

薩滿與西方醫療科技的結合和互相輔助，近期有個案例可供參考，即歐．卡爾．西蒙頓（O. Carl Simonton）醫生及史黛芬尼．馬修—西蒙頓（Stephanie Matthews-Simonton）在治療癌症患者上所做的知名工作。儘管西蒙頓夫婦並未刻意尋求薩滿的療癒方式，但他們在輔助化療時所使用的某些技術，與薩滿有驚人的相似度。據說西蒙頓夫婦的患者，在脫離疼痛以及緩解癌症病況上出乎意料的成功。[3]

他們的療程之一，是讓患者在一間安靜的房間內放輕鬆，觀想自己走在一段旅程上，直到他們遇見「內在指導靈」（inner guide），這有可能是人或動物。接著，患者請求「指導靈」協助他好轉。[4]這和薩滿旅程以及找回力量動物非常相似，薩滿療癒方法在其中的運用不但顯而易見，而且相當傑出。

除此之外，西蒙頓夫婦在不給予任何暗示下，請病人觀想並且畫出他們的癌症。[5]患者自發性的畫出蛇和其他生物，與薩滿在患者體內所看見的有害入侵力量也有驚人的相似度（可參見第二一七頁圖十三中希瓦洛族薩滿的繪圖）。西蒙頓夫婦接著鼓勵患者把癌症觀想成「病痛生物」，並且將之丟棄。[6]

和薩滿一樣，他們的療程並不止於此。西蒙頓夫婦發現他們還可以訓練患者觀想自己派出白血球去消化癌細胞，將癌細胞驅除體外；這就像薩滿觀想並且命令他的靈性幫手從病人體內吸出，並移除有害力量入侵物一樣。其中最大的差別是，西蒙頓夫婦的患者得擔任自己的療癒者，這是連最厲害的薩滿都難以辦到的事。或許癌症患者可以在薩滿的陪伴工作下，獲得更多的幫助。我們不該要求病人擔任自己的薩滿，就像不該要求他在接受科技醫療治療時，自己到當地藥房買專利藥服用一樣。

有一天（我希望這天很快就來到），現代版本的薩滿會與正規西方醫生並肩工作。事實上，某些有原住民薩滿的地方，如北美洲的部分印第安保留區和澳洲某些地區，這已經發生了。同樣令人興奮的是，培養醫生接受薩滿的療癒與保健的方法，如此一來，他們就能在行醫時結合兩種不同取向。我要開心的指出有一小群年輕醫生已經參加了我的訓練工作坊，並且對於他們所學充滿熱情。現在只有透過時間，才能知道他們在工作中施行薩滿方法的結果如何。

不論你對於薩滿之道抱持的是怎樣的興趣與期待，有個基本問題必然存在，也就是此後你該何去何從？你並不需要成為一位薩滿才能繼續進行本書所描述的工作。要成為薩滿，你必須認真試著去幫助那些有力量與健康問題的人。你或許並不想承擔這種重責大任。即使是在薩滿文化社會中，大多數人也沒有成為薩滿。但你仍然可以繼續工作，透過認真定期的使用你從本書學到的方法，來幫助自己。你可以單獨進行，甚至不需要鼓手，而是使用附錄A中提及的薩滿鼓聲錄音。這等於是二十世紀科技與薩滿的結合！

對於想要成為專業薩滿的人，我必須強調的是除了本書前面篇章所介紹的內容之外，你還有許多需要體驗與學習的事物，例如荒野漫遊、靈境追尋、薩滿的死亡與復活經驗、奧菲斯之旅（Orphic journey）、薩滿與來世、上部世界的旅程等等。然而，在此時最重要的是你要規律的練習所學。你可以接受願意擔任夥伴的親友的協助，可以參與薩滿訓練工作坊，也可以組成薩滿同好團體，定期聚會來幫助彼此和他人。

如我已經提過的，你可以單純為了自助而工作，但你或許會發現這樣還不夠，而想要利用薩滿方法來幫助他人。你會遭遇到最大的阻礙將會出現在文化與社會的層次，而不是在薩滿之路；因為我們所處的文明社會一直迫害和摧毀擁有古老知識的薩滿。你來學薩滿，雖然不會被綁在木樁上活活燒死，但也不會因此獲得諾貝爾醫學獎。

在西伯利亞的科里亞克族（Koryak），對於家庭薩滿和專業薩滿有個有用的區別法。[7]家庭薩滿是在薩滿知識上較初階或力量較弱的人，只協助近親。專業薩滿是由較進階且威力強大的人來執行，負責治療所有患者。你若是想要以薩滿方式幫助他人，我建議你依循家庭薩滿的模式，幫助能接受薩滿的親近親友。而且，切記這是用來輔助正規西方醫藥療法，不是與它競爭。我們的目標不是要成為純粹主義者，而是要以各種實際的方式幫助他人獲得健康、快樂，與大自然和諧共處。

在薩滿之道中，幫助他人和幫助自己，最終並無差異。以薩滿方式幫助他人，你會變得更強而有力，能夠自我實現，並且充滿喜悅。薩滿不是只為了關心自我才要超脫尋常世界，薩滿的超脫是為了更廣大的目的，是為了幫助人類。所謂的薩滿開悟（the enlightenment of shamanism）是為身處黑暗的其他人帶來光亮的能力，並藉此代表所有即將與所有親族（也就是在這個美好地球上的動物與植物）去靈性連結的人類，步上旅程，去觀看。

現在我要留給你一首由裘西．塔馬林（Josie Tamarin）所寫的詩，他是一位正在探索薩滿之道的年輕人，這群年輕人雖然人數不多但正逐漸增加中。[8]這首詩提醒了我們，我們在施做薩滿時，找到了無人能為我們找到的道途。一如某個靈性存有對西伯利亞的薩摩耶族薩滿所說的：「變成薩滿，你會找到你的道途，你自己會找到。」[9]

〈旅程之歌〉

老鷹在松綠和靛藍中翱翔
白色羽尖捕捉著金黃
順著風和止寂的節奏
與氣流及暴風合聲俯衝

單獨，遠觀，天空的舞者。
太陽之火下沉至蜿蜒的地底世界
老鷹在玫瑰、淡紫和琥珀的光中
飛降入巢進到夜的長夢

頭彎在翅膀下
老鷹蜷縮在睡夢中
映出古早的親緣
那些有鱗的、盤繞的生物
在糾纏的陷阱中吞下了太陽
使失落的世界在黑暗與夢中等待；
夢世界的眾神與女神
敲著祈禱的節拍
在小火堆旁跳舞
朝著更光明處擊鼓
自失落的哭泣中創造歌曲

為心之發亮的餘燼煽風點火
讚頌著色彩：
生長的綠、玉米的金黃
鹿與大地豐富柔軟的棕褐
霧靄與太陽的彩虹稜鏡
以及春天茂盛的銀蓮花
秋天火燒檸檬之死的橘與紅
緊隨在夏的藍色熱氣後
還有白色正寧靜的處在
冬的寂靜之中

當希望開始跳動
在夜裡無盡的黑暗隧道中
老鷹之夢開始鼓動
在沉睡中喚醒猛禽之靈
為所有人俯衝

進入陌生的元素
來到深不可測的深藍與黯黑之海
俯衝穿越表面
伴隨著水漾彎月的倒影
俯衝至液態的螺旋旅程
這一刻我們需要老鷹鋒利的視野：
瞥視下方的騷動
黑暗形影聚集著、扭絞著
火山爆發的威力太陽遭擄獲
是蛇族在嫉妒和瘋狂中出戰
團團圍住了光芒；
彎曲的喙與爪
振翅對抗潮湧的漩渦
隨之移動但絕不降服
奮勇對抗那股力量
牠們出擊了

在那無止境的一刻，睡夢中的心暫停跳動
鼓聲不再
飛羽、蜷曲、銀牙和利爪
擁抱著夢中的死亡；
那一刻太陽重獲自由
開始發光漂浮
朝海天交會處的薄膜而去
只留下凍結的暴怒影像遠遠在下
終於，衝破
帶著寧靜與色彩纖細的聲音
光的翅膀載著黎明升起

生命甦醒了
光喚醒了眾人
隨著我們覺醒的嘆息
一隻老鷹朝太陽翱翔而去

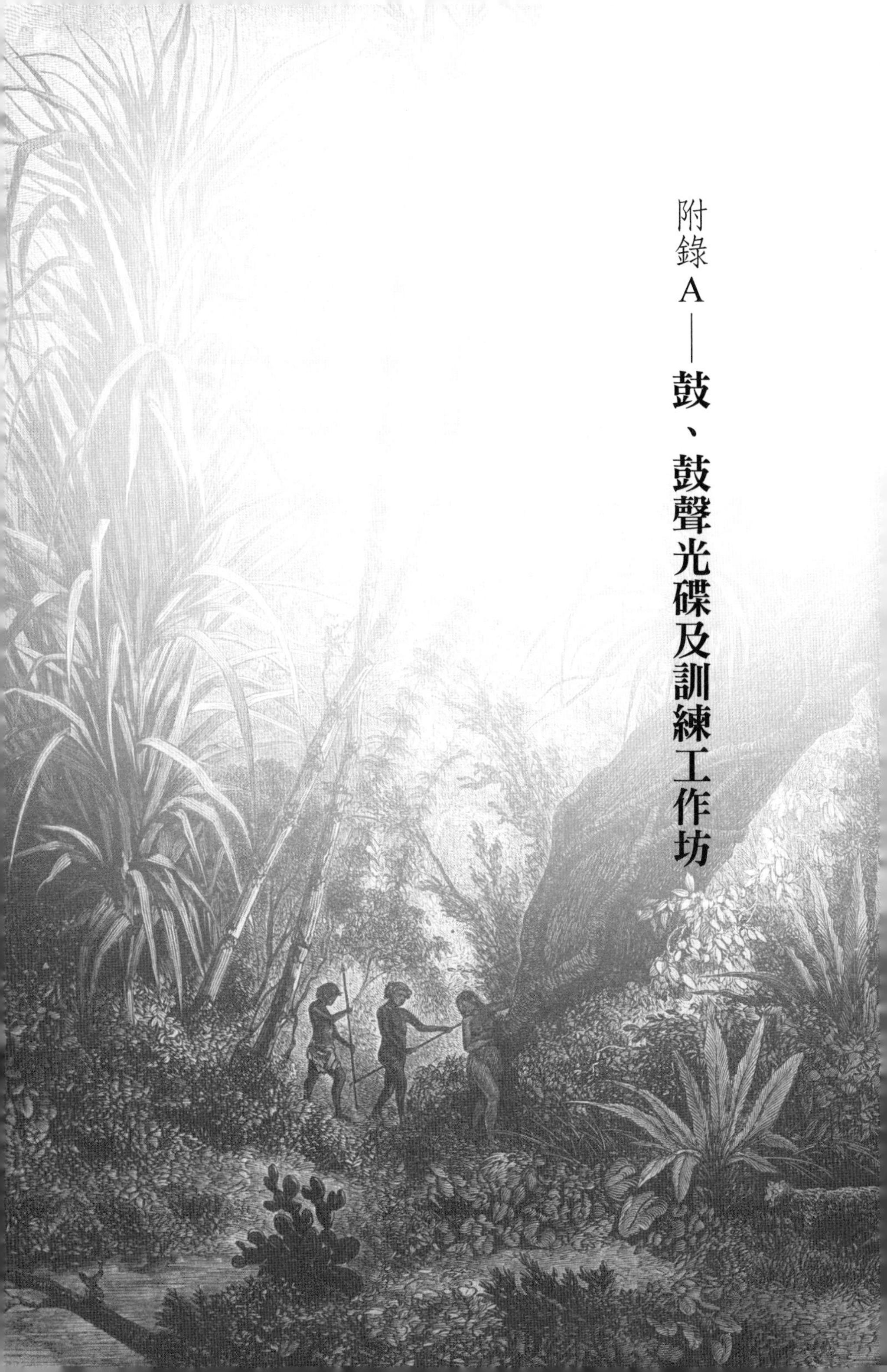

附錄A——鼓、鼓聲光碟及訓練工作坊

本書在一九八〇年初出版時，要找到適用於薩滿工作的鼓很困難。在少數適用且容易取得的鼓中，有一種是新墨西哥州陶斯（Taos）印第安部落的雙面鼓，這是在挖空的三角葉楊樹幹兩端，覆上生皮製成的。這也是之前圖片中所示的鼓。雖然這種鼓相當笨重，但我仍然經常用這種鼓來取得低沉音調。

鼓

如今適用於薩滿工作的鼓已經相當容易取得，包括類似西伯利亞和北美西北海岸部落所使用的典型薩滿鼓。這些重量輕的圓框鼓，是單面鼓。在站著、移動時或要長時間擊鼓時，它們都很容易拿，在室內發出的共鳴也比陶斯的雙面鼓更佳。我建議你使用這類鼓，這也是我主要使用的鼓。我建議使用直徑十六吋的單面圓框鼓。這種鼓面積夠大，足以提供所需的音量，但又不會大到太沉重而無法以單手支撐很長的時間。

在這些單面圓框鼓中，有兩種基本款式：一是合成或聚酯薄膜的鼓面，以及傳統生皮或皮革製的鼓面。聚酯薄膜的單面圓框鼓價格較便宜，也可向薩滿研究基金會購得，而且是可靠的鼓。此外這種鼓的鼓面和皮革鼓面不同，並不容易受到溫度和濕度的影響。

當你越來越熟練薩滿工作後，你或許會想要擁有較昂貴的生皮或皮革鼓面的單面圓框鼓。這種鼓不同於聚酯薄膜鼓，不能暴露在高溫、乾旱或過度的濕氣中。所以最好向製鼓者詢問這種鼓的特定保養方式。現在有許多工藝師會製作這種鼓。

你若是喜歡自己動作做的人，最終可能想要自己做鼓。我強烈推薦由伯納爾・梅森（Bernard S. Mason）所著，由多佛出版社（Dover Publications，31 East Second Street, Mineola, New York 11501）出版的《如何製作鼓、鼓棒和沙鈴：原始打擊樂器之於現代用途》（*How to Make Drums, Tomtoms and Rattles: Primitive Percussion Instruments for Modern Use*）平裝書。

沙鈴

美國西南地區的霍比族、尊尼族及格蘭河沿岸的布韋洛各族，利用乾葫蘆製作出非常傑出、裝飾美麗的沙鈴。可在新墨西哥州聖塔菲市的美國原住民藝品店中，找到出售的物件。還有更容易的方式是向薩滿研究基金會購買。

你若想自己製作沙鈴，可以切下葫蘆較窄的那一端，放進很小的石子、玻璃、珠子或小鉛彈，再用樹脂黏上一根木棒。上述由梅森撰寫的書中，還有其他的說明。你若想自己種植葫蘆，位在南卡羅萊納州格林伍德市的派克種子公司（Park Seed Company，Greenwood, South Carolina, 20647）的目錄上有多種葫蘆品種可供選擇。

薩滿旅程鼓聲光碟

專為薩滿旅程而製作的鼓聲光碟，在適當的時候能提供極佳的音效支持。例如，一張光碟上的一首曲子能供應半小時旅程所需的鼓聲，遠比現場鼓聲通常能持續的時間長很多。

我在一九七九年第一次製作鼓聲錄音帶，是為了幫助本書於一九八〇年出版時手邊沒有鼓的讀者。不過，我從來不期待錄音效果能像現場鼓聲一樣有效。接著，在一九八〇年代初期，我在使用錄音帶與薩滿諮商個案工作時，發現一種使用鼓聲錄音帶的改良方式，一種現在被稱為「同步口述」的技巧。使用這個方式時，個案在黑暗的房間裡臥躺著，遮住雙眼，頭上戴播放著薩滿旅程鼓聲的耳機，在進行旅程時，也大聲描述他正在經歷的旅程。出人意料的是，這個技巧經常使旅程變得更容易，而且經歷到的旅程比個案保持安靜時還鮮活兩倍。

還有一種新的方式是，讓進行旅程的人戴著與錄音機相連的領夾式麥克風（錄音機要與負責播放鼓聲的耳機音響分開），以便在同步口述時將內容錄起來。這不僅能為當事人提供這趟旅程經驗的永久紀錄，也能立即為從旅程獲得的經驗和資訊進行回顧與分析。薩滿研究基金會的哈納薩滿諮商訓練課程中，提供了以這種方式進行訓練的課程。

就我的經驗看來，使用耳機來提供音效輸入，通常比使用擴音器或喇叭更有效，而且比較不會干擾到室友和鄰居。而且在使用同步口述的技巧時，耳機是不可或缺的，因為喇叭的聲音往往會蓋過口述的錄音。

搭配本書所使用的典型鼓聲錄音，是由薩滿研究基金會製作的《薩滿旅程獨奏及重奏鼓樂》（*Shamanic Journey Solo and Double Drumming*），也可以向基金會或有販賣新時代音樂的商店購買。基金會製作的光碟中，包含了在書中描述的，在現場鼓聲中會出現召喚返回的信號，分別在十五分鐘和半小時曲目的結尾時出現。

薩滿訓練工作坊及課程

如果想要尋找相關物件、薩滿訓練及薩滿療癒等相關資訊，以及薩滿研究基金會於美國及其他地區的講師所主辦的工作坊，以及未來三年入門課程行事曆，請參見官網：

www.shamanism.org

或透過以下方式聯繫：

The Foundation for Shamanic Studies

P.O. Box 1939

Mill Valley, California 94942

Telephone: (415) 897-6416

這個非營利公共慈善與教育機構的工作坊收入、會員會費及捐款，也用來支持保存瀕危的薩滿知識，以及將薩滿知識應用於地球當代問題相關的計畫。這些計畫包括：緊急原民救助、薩滿與健康、薩滿知識保存所，以及薩滿人間活寶。

附錄B——北美印第安平頭族的掌中遊戲

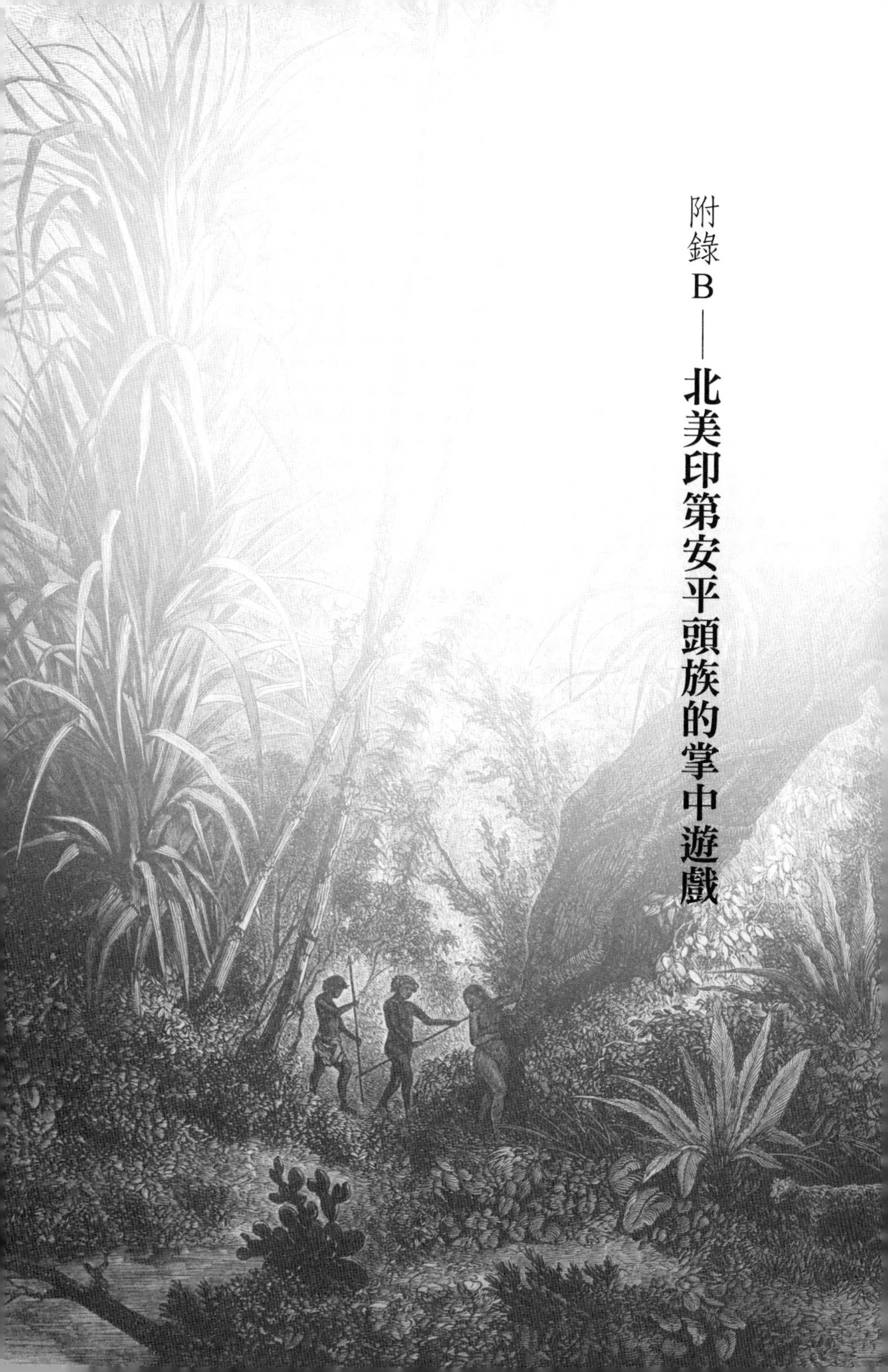

以下這段對平頭族掌中遊戲的規則與進行方式的精彩描述，是根據艾倫·梅利安（Alan P. Merriam）於一九五〇年夏天於蒙大拿州所進行的田野調查為基礎。[1]這些規則和執行方式與西北地區的撒利希族及其他部落所玩的掌中遊戲很類似。還有一份平頭族〈樹枝遊戲歌〉（Stick Game Songs）的錄音，可以幫助你了解這遊戲如何進行。[2]

遊戲展開前的初步準備工作並不正式，可以由任何想要發起遊戲的個人開始。由發起人搭設好遊戲的實體需求，也就是兩根或兩塊大小及重量適中的竿子或木板，長度約三到四點五公尺。他將這些木板或竿子平行放在地面上，相隔約一點五公尺……兩邊的第一位參加者通常會成為該隊的「隊長」，不過這並不是硬性規定；無論如何，如果他會寫字，通常會負責收集他這邊的賭注，把大家的名字和賭金寫在一張紙上。

當賭資足夠了，或者更準確的說法是當沒有人再繼續下注時，任何有下注想要玩的玩家就去找一根樹枝，任何長度適合用來在面前的竿子或木板敲打節奏的木塊都可以，然後在地面平行木板後方坐下，兩邊面對彼此。一般而言，每隊參賽者的人數是八到十人；如果有更多人想要玩也可以，不過遊戲很少是一邊超過十二人或少於五人。

隊長負責五根樹枝，每根約二十到二十五公分長，約二公分粗，一端銳利。這些樹枝通常會塗上鮮豔的色彩，讓觀眾可以輕鬆判讀。

筆者在觀察樹枝遊戲時，有兩組樹枝似乎最常用到。一組是十根樹枝都塗成淺藍色，另一組是全都塗了紅黃相間的線條；紅黃相間那一組，十根中有五根是同一種顏色順序，另外五根的顏色順序相反，也就是說有五根是紅、黃的順序，另五根則是黃、紅的順序。每組的五根樹枝就朝外斜插在平行木板前的地面上。

插好樹枝後，又拿出兩對骨頭。這些骨頭大小不一，形狀也略有不同，要視它們是男人骨或女人骨。所謂男人骨是男人使用的骨頭，通常是來自馬的腿骨，長約六點六公分，寬約二點五四公分。骨頭通常會被磨得發亮，筆者觀察期間最常使用的那組骨頭，兩端還塗有約零點六公分寬的淺藍色條紋。這組男人骨，是前面提到的藍色計數樹枝那組賭博工具的搭配組合元件之一；其擁有者是全保留區中對樹枝遊戲最堅持不懈的人。從前骨頭上的記號是用蹄筋或生皮纏在骨頭中央，不過現在最常見的記號，是用黑色水電膠帶纏繞三圈，每一圈約零點九五公分寬，間隔約零點三二公分。

反之，女人骨就小多了，這是因為女人的手比男人小。女人骨通常是取自鹿的腿骨，長約五點七公分，寬約一點九到二點二公分。骨頭一樣是用黑色水電膠帶來做記號，不過只繞兩圈而不是三圈……

遊戲有至少兩種開始的方式，第一種可能比第二種更「合乎規矩」。每隊的「隊長」各拿一對骨頭，一根有記號、一根沒有，用後面將描述的方式來藏骨；藏好骨之後，把兩手拳頭伸到前面和兩側。接著兩位「隊長」要互相猜出對方手中沒有記號的骨頭位置在哪；假使雙方都猜對，或雙方都猜錯，則兩邊平局，再重來一次。但如果一方猜對而另一方猜錯，輸的那方就要交出骨頭和一根計數樹枝。然後才開始真正的遊戲。第二種展開遊戲的方式，則是先由一位「隊長」拿起一組骨頭來藏骨，通常是遊戲初期先下注的那個人。他兩個拳頭各握著一根骨頭，向對手挑戰來猜骨頭位置；如果猜對了，骨頭和計數樹枝就歸他。假使猜錯了，就換邊重複一次。用第二種方式展開遊戲，會給握有骨頭的那一方心理上的優勢，因此較少使用這種方式。

依照上述方法，骨頭最初的位置決定後，贏得掌控權的那一隊會突然放聲高歌，一邊用遊戲開始前撿的短樹枝敲打著平行木板或竿子。握著兩對骨頭的「隊長」在唱歌、做了一堆手勢之後，會把一組骨頭丟給某個人，另一組也許自己留著，或遞給另一個人。收到骨頭的人立刻放下樹枝，開始一段非常複雜的手勢，同時開始藏骨。選擇誰來藏骨，純屬隨心所欲，不過那些最擅長藏骨或在樹枝遊戲中運氣好的人，顯然最常被選中。

遊戲中使用手勢有幾種不同形態，玩家的能力往往是根據他藏骨的技術來判斷。為我提供資訊的人常說：「你必須會一些手勢，才能是個優秀的樹枝遊戲玩家。」然而，在我看來，覺得任何動作都沒什麼特別之處。玩家若是男生，通常會跪著，若是女生則盤腿坐著。

男人一開通常把骨頭丟到空中再接住，接著彎下身子直到臉貼地面，在這時候在胸前藏骨頭。然後他可能會挺起身子，讓對手看看他是怎麼藏骨頭，再以不同的變化重複這個過程。他可能把骨頭握在背後，或用一種典型的做法是雙臂在胸前交叉，兩手藏在另一側的腋窩裡。同樣的，在預備的動作結束後，最後的藏骨通常是在玩家前面地上的一頂帽子或一條手帕下進行。女生比男生更常在襯衫、披巾或手帕下方，或在背後藏骨；她們也經常跟男人借帽子來用，在帽子下把骨頭在兩手之間換來換去。也經常可以看見女生用嘴巴咬著手帕，一邊哼著歌，一邊在手帕下藏骨。在這些預備的過程中，擁有骨頭的隊伍會不斷唱歌、大叫、汙辱對手。骨頭不停的被藏好又露出來給對手看，然後再藏起來。在某些極端的例子中，預備過程就可以歷時整整十分鐘。

在這同時，準備猜骨的那一隊大都保持安靜。真正的猜測者最常是「隊長」，不過他也可以把這責任指派給另一個人……最典型的猜骨動作是他會以一種特別的手勢指向參賽的某人，猛然的用左手拍向右肩膀，在拍到右肩時，原本彎著手肘的右手隨即往前伸出去。於是，看起來好像是左手的拍擊導致右手伸直。當右手伸出去時，只有食指伸出，指向握有骨頭的其中一人。然後他重複同樣的動作，指向另一個玩家，在整個藏骨的過程中可以反覆動作；不過這些動作還不是真的猜測。

兩位握有骨頭的藏骨者各藏各的；當其中一人準備好要給對方猜時，他把雙臂從身體兩側伸出，指節朝著猜測者，藉此把骨頭藏在緊握的拳頭中，示意他已準備好；另一位玩家立刻跟著做。有時候，在給對方猜骨時，可一隻手伸出，另一隻手橫過胸前藏在另一側的腋窩下。猜測動作要快，否則骨頭會被抽回，藏骨過程又會重新開始。猜測者以前面描述的方式來指骨；如果是很肯定的選擇，除了手臂動作外，還會用哼的一聲表示這是最終的決定。兩組骨頭共有四種可能的猜測：一、猜測者用食指指向右邊，表示他相信無記號的骨頭在兩位對手的左手中；二、他指向左邊，表示他認為兩根無記號的骨頭在兩位對手右手中；三、如果他指向前方但手臂朝地面斜出，意思是他相信兩根無記號的骨頭在中間，也就是說骨頭在他右邊對手的右手和左邊對手的左手；四、如果他手掌向上伸出拇指和食指，其他三根手指彎曲，表示他的決定是無記號的骨頭在外側，也就是骨頭在右邊對手的左手和左邊對手的右手中。

如果猜測者兩組骨頭都猜錯，就必須給對手兩根計數樹枝；如果他兩組都猜對，則接收兩組骨頭，但沒有樹枝。如果他猜對一組，那組骨頭就會丟給他，但另一組還是留在原來那一隊，猜測者還得交出一根樹枝。換句話說，只要騙過猜測者，就能留住骨頭；而猜錯的代價是一根樹枝。因此當一隊握有一組骨頭時就能贏一回；因為在遊戲由某一隊開始，那一隊必須先贏到兩組骨頭。贏得兩組骨頭時，換第二隊開始唱歌、敲擊木板、藏骨頭。

要完成遊戲，其中一邊必須贏得全部十根樹枝；剛開始時每邊都有五根樹枝。前面說過，樹枝是插在遊戲者面前的平行木板前方，朝外斜插。贏得樹枝時，贏來的樹枝是放在木板後方，直到十根都用上了；贏來的樹枝或許會插在地上，或整齊的疊放在一起。當十根樹枝都在木板後方時，表示遊戲正在熱烈進行中。所以假設A隊在遊戲開始時握有骨頭，A隊連續贏了六回；當然，這表示他們贏到的樹枝比B隊原本擁有的樹枝還多。在這個例子中，B隊把自己的五根樹枝都丟給對方後，在贏得第六回時，A隊要從木板前方拿一根樹枝放到木板後方，用上第六根樹枝。如果A隊接著輸掉骨頭，做出一個錯誤的猜測，就必須給出一根還沒用過的樹枝，不可給出從B隊贏來的樹枝。

遊戲持續進行，直到其中一隊贏得全部的十根樹枝……

遊戲中會用上移情作用或某種「占卜預知」能力。例如，當某一邊只剩下一根樹枝時，該隊的隊長幾乎一定會把那根樹枝插在竿子前方，再用力將它敲入地底；用意當然是要讓對手更難得到它。當其中一隊贏得一組骨頭時，骨頭會立刻被丟過去。這時通常會由該隊的「隊長」來掌控它們，雖然他當然還是得贏得另一組骨頭才行；他會看著手中的骨頭，把它們秀給觀眾看，然後根據骨頭落在手上的樣子來進行猜測。

如今樹枝遊戲有男子賽、女子賽或男女混合賽。他們也鼓勵幼童參加，很多時候，「隊長」會把骨頭丟給孩子藏，孩子還小，小到拳頭幾乎藏不住骨頭。這時候，大家會給予小孩更多鼓勵。

註釋

第三版前言

1. 本書的初版是由Harper & Row在1980年出版；第二版則是由Bantam Books在1982年出版。
2. 若想獲得關於這項運動的更多訊息，請參見Doore（1988）、Drury（1989）、Nicholson（1987），以及《薩滿研究基金會快報》（*Foundation for Shamanic Studies Newsletter*）和《薩滿之鼓》（*Shaman's Drum*）季刊。
3. 諸如Achterberg 1985、Dossey 1988、Grof 1988及Lawlis 1988。
4. Eliade 1964: 99。
5. 關於薩滿諮商的進一步訊息，請參見Harner 1988。

前言

1. 如Mandell 1978:73。
2. Elkin 1945: 66-67, 72-73.

第一章

1. 這不是他們的真名。
2. 關於希瓦洛族薩滿更完整的記錄，可參見Harner 1972:116-124, 152-166以及Harner 1968或1973a。

第二章

1. Eliade 1964: 5.
2. Lowie 1952: xvi-xvii.
3. Rasmussen 1929: 112.
4. Rasmussen 1929: 118-119.
5. Eliade 1964: 138; Elkin 1945: 96-97; Howitt 1904: 406, 582-583.
6. Harner 1968: 28; Harner 1973a: 15-16.
7. Bogoras 1904-1909: 441.
8. Bogoras 1904-1909: 438.
9. Rasmussen 1929: 124.
10. Elkin 1945: 107, 108.
11. Halifax 1979: 56；於Biesele 1975之後。
12. Spencer and Gillen 1927: 424, 266.
13. Eells 1889: 667.
14. Rasmussen 1929: 126.
15. Rasmussen 1929: 127.
16. Popov 1968: 138.
17. Kashia Pomo族的Essie Parrish，私人通訊，1965。
18. Boas 1900: 37.
19. McGregor 1941: 304-305.
20. Bunzel 1932: 528-534；以及Bunzel，私人通訊，1980。
21. McGregor 1941: 301-302.

22. 例如 McGregor 1941: 301-302。
23. Vastokas 1973/1974: 137.

第三章

1. Eliade 1964.
2. 例如 Halifax 1973: 3。
3. Furst 1972: ix.
4. Wilbert 1972: 81-82.
5. Benedict 1923: 67.
6. 見 Harner 1973c。
7. Devereux 1957: 1036.
8. 見 Harner 1972: 134-169 或 1973a。
9. Hultkrantz 1973: 31.
10. Stanner 1956: 161.
11. Hultkrantz 1973: 28, 31.
12. Eliade 1964: 222-223.
13. Hultkrantz 1973: 28.
14. Reinhard 1975: 20.
15. Elkin 1945: 59.
16. Elkin 1945: 74-75.
17. 例如見 Wittkover 1970: 156-157。
18. 於 Diószegi 1962: 162-163 之後。

19. Neher 1962: 153，亦可見Neher 1961。
20. Neher 1962: 152-153.
21. Jilek 1974: 74-75.
22. Shirokogoroff 1935: 326-329.
23. Shirokogoroff 1935: 326-327.
24. Shirokogoroff 1935: 326-327.
25. Nequatewa 1967: 133-134.
26. Cloutier 1973: 32-33，改編自Bogoras 1909: 281。

第四章

1. 如Gould 1969: 106，Stanner 1965，Warner 1958: 511。
2. Jelik 1974: 71; Cline 1938: 144.
3. Jelik 1974: 41.
4. Park 1938: 83.
5. 見Harner 1972: 138-139。
6. Elkin 1945: 114.
7. 見Castaneda 1972: 296-297, 299-300。
8. Lame Deer and Erdoes 1972: 136-137.
9. Spencer and Gillin 1927: 400.
10. Elkin 1945: 97.
11. Eliade 1964: 93.
12. Loeb 1926: 337.

13. Kroeber 1925: 200.
14. Harner 1973b: 140-145.
15. 見Porta 1658。
16. 引用自Harner 1973b: 142。
17. Castaneda 1968: 121-129、1971: 122.
18. Eliade 1964: 128-129，尤其是跟隨了Andres 1938。
19. Jilek 1974: 25-26.
20. Jilek 1974: 92.
21. Boas 1916: 563.
22. Cloutier 1973:57，從Swanton 1909: 392自行改編。
23. Stewart 1946: 331-332.
24. Bunzel 1932: 531-532.
25. La Flesche 1925: 209。在原曲中，每一段都重複了一次。
26. Stewart 1946: 311，引用自R. Beals。
27. Wike 1941: 13.
28. 如Eliade 1964: 97-98。
29. Lame Deer and Erdoes 1972: 127.
30. Castaneda 1971: 185.
31. Eliade 1964: 99.
32. Foster 1944: 88-89.
33. 見Castaneda 1974: 217，亦見Foster 1944: 89。
34. Castaneda 1974: 118-270.

35. 如 Castaneda 1974: 122-125, 132, 141，亦見 Soustelle 1964: 196。
36. Foster 1944: 85-86, 95.
37. Teit 1900: 354; Eells 1889: 672-673.
38. 見 Harner 1972: 136。
39. 見 Benedict 1923。
40. Cline 1938: 141.
41. Cline 1938: 141.
42. Cline 1938: 142.

第五章

1. Haeberlin 1918: 249、Dorsey 1902: 234-236.
2. Haeberlin 1918: 250.
3. Jilek 1974: 71.
4. 見 Dorsey 1902、Frachtenberg 1920、Haeberlin 1918、以及 Waterman 1930。
5. Haeberlin 1918、Waterman 1930.
6. Waterman 1930: 137, 543.
7. Haeberlin 1918.
8. Haeberlin 1918.
9. Eliade 1964: 226, 355-360.
10. Cawte 1974: 64、Reichel-Dolmatoff 1971: 172-174.
11. Wagley 1977: 181, 185-186.
12. Eliade 1964: 238.

13. Elkin 1945: 71.
14. 例如 Elkin 1945: 96, 143n；Cline 1938: 133。
15. Rasmussen 1929: 114.
16. Cloutier 1973: 67-68，改編自 Barbeau 1958: 53。
17. Oswalt 1964: 219, 221.
18. Eliade 1964: 254.
19. Cloutier 1973: 58-59，改編自 Barbeau 1951: 122。
20. Popov 1968: 138-139.

第六章

1. Cline 1938: 136.
2. 如 Park 1934:104。
3. 參見 Harner1972: 140；以及 Cline 1938: 145。
4. Lehtisalo 1924: 161.
5. Kensinger 1973: 12n.
6. Cline 1938:145.
7. Warner 1958: 511; Wilbert 1972: 63.
8. Warner 1958: 511.
9. 使用的技巧最複雜的是易洛魁族（Iroquois），見 Wallace 1958。
10. 見 Elkin 1945: 52-53。
11. Jelik 1974: 64-65.
12. Park 1934: 103.

13. 案例請見Culin 1907，Lesser 1978。
14. Elkin 1945: 44, 103, 120.
15. Elkin 1945: 44，Levi 1978: 43, 46.
16. Levi 1978: 42.
17. Elkin 1945: 42, 48.
18. Levi 1978: 49.
19. Elkin 1945: 97.
20. Elkin 1945: 29, 30, 32, 33, 47-48, 92, 94, 103, 122-125, 140.
21. Elkin 1945: 94.
22. Wilbert 1972: 65.
23. Wilbert 1973/1974: 93.
24. Furst 1973/1974: 55，Prem Das，私人通訊，1980。
25. Furst 1973/1974: 55，Prem Das，私人通訊，1980。
26. Elkin 1945:44.
27. Elkin 1945: 107-108.
28. 如Levi 1978: 50。
29. Elkin 1945: 103.
30. Barbeau 1958: 73.
31. Elkin 1945: 108.
32. Elkin 1945: 110.
33. Barbeau 1958: 71.
34. Levi 1978: 50.

35. Levi 1978: 47.
36. Castaneda 1978: 245.
37. 在此用的是在Kelly 1978。圖五中最大的水晶，感謝大衛．佩里提供關於海岸米瓦克族水晶的運用和信仰的相關資料。
38. Castaneda 1972: 291-302.
39. 大衛．芬可斯坦，私人通訊，1980。感謝瓊恩．哈里費斯（Joan Halifax）協助取得這份資料。

第七章

1. Popov 1968: 144.
2. Eliade 1964: 229.
3. 由加州柏克萊大學，郵遞區號94720，大學推廣教育影片組所提供的影片。
4. Mikhailowskii 1894: 141.
5. Lame Deer and Erdoes 1972: 134.
6. Coutier 1973: 64-65，引用自Barbeau 1958: 51-52。
7. Peri and Wharton, n.d.: 30, 34.
8. Oswalt 1964: 223, 225, 227, 229, 231。派瑞許註記：「有些醫生在細菌還活著時，將疾病吐出來。」（Oswalt 1964: 231n）
9. 如史巴特（Spott）和鄺伊貝爾（Kroeber）所指出的，在北加州的尤羅克族（Yurok）中，往往很難辨別原住民口中所說的是夢境或出神經驗（Spott and Kroeber 1942: 155）。薩滿和其他原始先知往往或將這兩種意識狀態歸為一類，是與尋常清醒時的意識相反的狀態。
10. 派瑞許是位先知也是薩滿。
11. 派瑞許有段時間是當地後期聖徒教會的領導人，也是薩滿大師，因此將部分基督教概念融入了她的薩滿之中。
12. Amoss 1978: 14.
13. Katz 1976b: 82.

14. Katz 1976b: 86.

後記

1. Cousins 1979: 68-69.
2. Barbeau 1958: 48.
3. Carl Simonton，私人通訊，1980。
4. Simonton et al. 1978: 194-197.
5. Carl Simonton，私人通訊，1980。
6. Simonton et al. 1978: 7, 204.
7. Jochelson 1905: 47-54.
8. 作者授權轉載。
9. Popov 1968: 143.

附錄B

1. Merriam 1955: 315-319.
2. Boley 1973.

參考文獻

Amoss, Pamela. 1978. *Coast Salish Spirit Dancing: The Survival of an Ancestral Religion.* Seattle: University of Washington Press.

Andres, Friedfrich. 1938. "Die Himmelreise der caräibischen Medizinmanner." *Zeitschrift für Ethnologie* 70: 3-5, 331-342.

Ashaninga, Kecizate. 1977. "The Chain of Worlds." As told to Fernando Llosa Porras. *Parabola* 2 (3):58-62.

Ballard, Arthur C. 1929. *Mythology of Southern Puget Sound.* University of Washington Publications in Anthropology 3 (2) 31-150.

Barbeau, Marius. 1951. "Tsimshyan Songs." In *The Tsimshian: Their Arts and Music* (Viola E. Garfield et al.), American Ethnological Society Publication, 18.

——. 1958. *Medicine-Men on the North Pacific Coast.* National Museum of Canada Bulletin No. 152 (Anthropological Series No.42). Ottawa: Department of Northern Affairs and National Resources.

Benedict, Ruth F. 1923. *The Concept of the Guardian Spirit in North America.* Memoirs of the American Anthropological Association, 29. Menasha, Wisconsin.

Biesele, Marguerite Anne. 1975. *Folklore and Ritual of !Kung Hunter-Gatherers.* Ph.D. dissertation in anthropology, Harvard University. Cambridge, Massachusetts.

Boas, Franz. 1900. *The Mythology of the Bella Coola Indians.* Memoirs of the American Museum of Natural History, 2: 25-127.

——. 1916. *Tsimshian Mythology.* Bureau of American Ethnology, Thirty-first Annual Report, 1909-1910. Washington: Smithsonian Institution.

Bogoras, Waldemar. 1909. *The Chukchee.* Memoirs of the American Museum of Natural History, Vol. 11 (Franz Boas, ed.). Reprints from Vol.

7 of the Jesup North Pacific Expedition, 1904-1909. Leiden: E. J. Brill.

Boley, Raymond. 1973. [Recording] *Stick Game Songs: A Live Recording of a Stick Game in Progress during the Arlee Pow Wow, Flathead Indian Reservation, Montana, July, 1972*. Phoenix, Arizona: Canyon Records.

Bunzel, Ruth L. 1932. "Introduction to Zuñi Ceremonialism." *Bureau of American Ethnology, Forty-seventh Annual Report*, 1929-1930, pp. 467-544. Washington: Smithsonian Institution.

Castaneda, Carlos. 1968. *The Teachings of Don Juan: A Yaqui Way of Knowledge.* Berkeley and Los Angeles: University of California Press.

——. 1971. *A Separate Reality: Further Conversations with Don Juan*. New York: Simon and Schuster.

——. 1972. *Journey to Ixtlan: The Lessons of Don Juan.* New York: Simon and Schuster.

——. 1974. *Tales of Power.* New York: Simon and Schuster.

Cawte, John. 1974. *Medicine Is the Law: Studies in Psychiatric Anthropology of Australian Tribal Societies*. Honolulu: University Press of Hawaii.

Cline, Walter. 1938. "Religion and World View." In *The Sinkaietk or Southern Okanagon of Washington* (Leslie Spier, ed.). pp. 133-182. General Series in Anthropology, No.6 (Contributions from the Laboratory of Anthropology, 2). Menasha, Wisconsin: Banta.

Cloutier, David.1973. *Spirit, Spirit: Shaman Songs, Incantations.* Versions based on texts recorded by anthropologist. Providence, Rhode Island: Copper Beech Press.

Cousins, Norman. 1979. *Anatomy of an Illness as Perceived by the Patient: Reflections on Healing and Regeneration*. New York: Norton.

Culin, Stewart. 1907. *Games of the North American Indians.* Bureau of American Ethnology Annual Report 24: 29-809. Washington: Smithsonian Institution.

Devereux, George. 1957. "Dream Learning and Individual Ritual Differences in Mohave Shamanism." *American Anthropologist* 59: 1036-1045.

Diószegji, Vilmos. 1962. "Tuva Shamanism: Intraethnic Differences and Interethnic Analogies." *Acta Etnographica* 11: 143-190.

Dorsey, George A. 1902. "The Dwamish Indian Spirit Boat and Its Use." *Free Museum of Science and Art Bulletin* 3 (4): 227-238. Philadelphia.

Eells, Myron. 1889. "The Twana, Chemakum, and Klallam Indians, of Washington Territory." *Annual Report of the Smithsonian Institution for Year Ending 1887*. Part I, pp. 605-681. Washington.

Eliade, Mircea. 1964. *Shamanism: Archaic Techniques of Ecstasy*. Bollingen Series 76. New York: Pantheon. Revised and enlarged from original French edition, 1951.

Elkin, A. P. 1945. *Aboriginal Men of High Degree*. The John Murtagh Macrossan Memorial Lectures for 1944, University of Queensland. Sydney: Australasian Publishing.

——. 1977. *Aboriginal Men of High Degree*. Second Edition. New York: St. Martin's Press.

Foster, George M. 1944. "Nagualism in Mexico and Guatemala." *Acta Americana* 2: 85-103.

Frachtenberg, Leo J. 1920. "Eschatology of the Quileute Indians." *American Anthropologist* 22: 330-340.

Furst, Peter T. 1973/1974. "The Roots and Continuities of Shamanism." *Artscanada*, Nos. 184-187. Thirtieth Anniversary Issue, Stone, Bones and Skin: Ritual and Shamanic Art: 33-60.

Furst, Peter T. (ed.). 1972. *Flesh of the Gods: The Ritual Use of Hallucinogens*. New York: Praeger.

Gayton, A. H. 1935. "The Orpheus Myth in North America." *Journal of American Folklore* 48: 263-293.

Gould, Richard A. 1969. *Yiwara: Foragers of the Australian Desert*. New York: Scribner's.

Haeberlin, Herman K. 1918. "SBeTeTDA'Q, a Shamanistic Performance of the Coast Salish." *American Anthropologist* 20 (3): 249-257.

Halifax, Joan (ed.). 1979. *Shamanic Voices: A Survey of Visionary Narratives*. New York: Dutton.

Harner, Michael J. 1968. "The Sound of Rushing Water." *Natural History* 77 (6): 28-33, 60-61.

——. 1972. *The Jívaro: People of the Sacred Waterfalls.* Garden City: Doubleday/Natural History Press.

——. 1973a. "The Sound of Rushing Water." In *Hallucinogens and Shamanism* (Michael J. Harner, ed.), pp. 15-27. New York: Oxford University Press. Originally published 1968.

——. 1973b. "The Role of Hallucinogenic Plants in European Witchcraft." In *Hallucinogens and Shamanism* (Michael J. Harner, ed.), pp. 125-150. New York: Oxford University Press.

Harner, Michael J. (ed.). 1973c. *Hallucinogens and Shamanism*. New York: Oxford University Press.

Howitt, A, W. 1904. *The Native Tribes of South-East Australia*. London: Macmillan.

Hultkrantz, Ake. 1973. "A Definition of Shamanism." *Temenos* 9: 25-37.

——. 1979. *The Religions of the American Indian*. Translated by Monica Setterwall from the 1967 Swedish edition and revised. Berkeley and Los Angeles: University of California Press.

Jilek, Wolfgang G. 1974. *Salish Indian Mental Health and Culture Change: Psychohygienic and Therapeutic Aspects of the Guardian Spirit Ceremonial.* Toronto and Montreal: Holt, Rinehart and Winston of Canada.

Jochelson, Waldemar. 1905. *Religion and Myths of the Koryak*. Memoirs of the American Museum of Natural History, Vol. 10. Leiden: E. J. Brill; New York: G. E. Stechert.

Katz, Richard. 1976a. "Education for Transcendence: !Kia-Healing with the Kalahari !Kung." In *Kalahari Hunter-Gatherers: Studies of the !Kung San and their Neighbors* (Richard B. Lee and Irven DeVore, eds.), pp. 281-301. Cambridge: Harvard University Press.

——. 1976b. "The Painful Ecstasy of Healing." *Psychology Today* (December): 81-86.

Kelly, Isabel. 1978. "Coast Miwok." In *Handbook of North American Indians*, Vol. 8, California (Robert F. Heizer, vol. ed.; William C. Sturtevant, gen. ed.), pp. 414-425. Washington: Smithsonian Institution.

Kensinger, Kenneth M. 1973. "Banisteriopsis Usage Among the Peruvian Cashinahua. " In *Hallucinogens and Shamanism* (Michael J. Harner, ed.), pp. 9-14. New York: Oxford University Press.

Kroeber, A. L. 1925. *Handbook of the Indians of California*. Bureau of American Ethnology Bulletin 78. Washington: Smithsonian Institution.

La Flesche, Fracis.1925. "The Osage Tribe: The Rite of Virgil." *Bureau of American Ethnology, Thirty-ninth Annual Report*, 1917-1918, pp. 31-630. Washington: Smithsonian Institution.

Lame Deer, John (Fire), and Richard Erdoes. 1972. *Lame Deer: Seekr of Visions*. New York: Simon and Schuster.

Lehtisalo, Toivo V. 1924. *Entwurfeiner Mythologie der Jurak-Samojeden*, Mémoires de la Société Finno-Ougrienne, 53. Helsinki.

Lesser, Alexander. 1978. *The Pawnee Ghost Dance Hand Game: Ghost Dance Revival and Ethnic Identity*. Madison: University of Wisconsin Press. Originally published 1933.

Levi, Jerome Meyer. 1978. "Wii'ipay: The Living Rocks-Ethnographic Notes on Crystal Magic Among some California Yumans." *Journal of California Anthropology* (5) 1: 42-52.

Lewis, I. M. 1971. *Ecstatic Religion*. Harmondsworth: Penguin.

Loeb, Edwin M. 1926. *Pomp Folkways*. University of California publications in American Archaeology and Ethnology, Vol. 19. pp. 149-405. Berkeley.

Lowie, Robert H. 1952. *Primitive Religion*. New York: Grosset and Dunlap. Originally published 1924.

Ludwig, Arnold M. 1972. "Altered States of Consciousness." In *Altered States of Consciousness* (Charles T. Tart, ed.), second edition, pp. 11-24. New York: Anchor/Doubleday.

Mandell, Arnold J. 1978. "The Neurochemistry of Religious Insight and Ecstasy." In *Art of the Huichol Indians* (Kathleen Berrin, ed.), pp. 71-81. New York: Fine Arts Museums of San Francisco/Harry N. Abrams.

McGregor, John C. 1941. *Southwestern Archaeology*, New York: John Wiley.

Merriam, Alan P. 1955. "The Hand Game of the Flathead Indians. " *Journal of American Folklore* 68: 313-324.

Mikhailowskii, V. M. 1894. "Shamanism in Siberia and European Russia." *Journal of the Royal Anthropologist Institute of Great Britain and Ireland* 24: 62-100, 126-158. Translated from the Russian original, published1892.

Neher, Andrew. 1961. "Auditory Driving Observed with Scalp Electrodes in Normal Subjects." *Electroencephalography and Clinical Neurophysiology* 13 (3): 449-451.

——. 1962. "A Physiological Explanation of Unusual Behavior in Ceremonies Involving Drums." *Human Biology* 34 (2): 151-160.

Nequatewa, Edmund. 1967. *Truth of a Hopi.* Flagstaff, Arizona: Northland. Originally published as Museum of Northern Arizona Bulletin 8 in 1936.

Oswalt, Robert L. 1964. *Kashaya Texts.* University of California Publications in *Linguistics*, Vo. 36. Berkeley and Los Angeles.

Park, Willard Z. 1934. "Paviotso Shamanism." *American Anthropologist* 36: 98-113.

——. 1938. *Shamanism in Western North America: A Study of Cultural Relationships*. Northwestern University Studies in the Social Sciences, No. 2. Evanston and Chicago: Northwestern University.

Peri, David, and Robert Wharton. n.d. *Sucking Doctor-Second Night: Comments by Doctor, Patient, and Singers*. Unpublished manuscript.

Popov, A. A. 1968. "How Sereptie Djaruoskin of the Nganasans (Tavgi Samoyeds) Became a Shaman." In *Popular Beliefs and Folklore Tradition in Siberia* (V. Diószegi, ed.), pp. 137-145. English translation revised by Stephen. P. Dunn. Indiana University Publications, Uralic and Altaic Series, Vol. 57, Thomas A. Sebeok, ed. Bloomington: Indiana University, and The Hague: Mouton.

Porta, Giovanni Battista (John Baptista Porta). 1658. *Natural Magick*. Translated from the expurgated Italian edition of 1589, which was base on the German edition of 1562. Reproduction of the 1658 English edition. New York: Basic Books, 1957.

Rasmussen, Knud. 1929. *Intellectual Culture of the Iglulik Eskimos*. Report of the Fifth Thule Expedition 1921-24, Vol. 7, No. 1. Copenhagen: Gyldendalske Boghandel, Nordisk Forlag.

Ray, Verne F. 1963. *Primitive Pragmatists: The Modoc Indians of Northern California*. Seattle: University of Washington Press.

Reichel-Dolmatoff, Gerardo. 1971. *Amazonian Cosmos: The Sexual and Religious Symbolism of the Tukano Indians*. Translated by the author from the original 1968 Spanish language edition. Chicago: University of Chicago Press.

Reinhard, Johan. 1975. "Shamanism and Spirit Possession." *In Spirit Possession in the Nepal Himalayas* (John Hitchcock and Rex Jones, eds.), pp. 12-18. Warminster: Aris and Phillips.

Shirokogoroff, S. M. 1935. *Psychomental Complex of the Tungus.* London: Kegan Paul, Trench, Trubner.

Simonton, O. Carl, Stephanie Matthews-Simonton, and James Creighton. 1978. *Getting Well Again: A Step-by-Step Self-Help Guide to Overcoming Cancer for Patients and Their Families*. Los Angeles: J. P. Tarcher; New York: St. Martin's Press.

Soustelle, Jacques. 1964. *Daily Life of the Aztecs on the Eve of the Spanish Conquest.* Translated from the French by Patrick O'Brian. Harmondsworth: Penguin.

Spencer, Walter Baldwin, and F. J. Gillen. 1972. *The Arunta: A Study of a Stone Age People. 2. vols.* London: Macmillan.

Spott, Robert, and A. L. Kroeber.1942. *Yurok Narratives*. University of California Publications in American Archaeology and Ethnology 35: 143-256. Berkeley and Los Angeles.

Stanner, W. E. H. 1965. "The Dreaming." In *Reader in Comparative Religion: An Anthropological Approach* (William A. Lessa and Evon Z. Vogt, eds.), second edition, pp. 158-167. New York: Harper and Row. Originally published 1956 in *Australian Signpost* (T. A. G. Hungerford, ed.), pp. 51-65. Melbourne: F. W. Cheshire.

Stewart, Kenneth M. 1946. "Spirit Possession in Native America." *Southwestern Journal of Anthropology* 2: 323-339.

Svedrup, Harald U. 1938. *With the People of the Tundra.* Oslo: Gyldendal Norsk Forlag.

Swanton, John R. 1909. *Tlingit Myths and Texts*. Bureau of American Ethnology Bulletin 39. Washington: Smithsonian Institution.

Teit, James. 1900. *The Thompson Indians of British Columbia*. Anthropology 1, the Jesup North Pacific Expedition. Memoirs of the American Museum of Natural History, Vol. 2, No. 4. New York.

Vastokas, Joan M.1973/1974. "The Shamanic Tree of Life." *Artscanada*, Nos. 184-187. Thirtieth Anniversary Issue, Stones, Bones and Skin: Ritual and Shamanic Art: 125-149.

Wagley, Charles. 1977. *Welcome of Tears: The Tapirapé Indians of Central Brazi*l. New York: Oxford University Press.

Wallace, Anthony F. C. 1958. "Dreams and Wishes of the Soul: A Type of Psychoanalytic Theory Among the Seventeenth Century Iroquois." *American Anthropologist* 60 (2): 234-248.

Warner, W. Lloyd. 1958. *A Black Civilization: A Social Study of an Australian Tribe.* Revised edition. New York: Harper.

Waterman, T. T. 1930. "The Paraphernalia of the Duwamish 'Spirit-Canoe' Ceremony." *Indian Notes, Museum of the American Indian* 7: 129-148, 295-312, 535-561.

Weiss, Gerald. 1972. "Campa Cosmology." *Ethnology* 11 (2): 157-172.

——. 1975. *Campa Cosmology*. Anthropological Papers of the American Museum of Natural History 52 (5): 219-588.

Wike, Joyce A. 1941. *Modern Spirit Dancing of Northern Puget Sound*. M.A. thesis in anthropology, University of Washington. Seattle.

Wilbert Johannes. 1972. "Tobacco and Shamanistic Ecstasy Among the Warao Indians of Venezuela. " In *Flesh of the Gods: The Ritual Use of Hallucinogens* (Peter T. Furst, ed.), pp. 55-83. New York: Praeger.

——. 1973/1974. "The Calabash of the Ruffled Feathers." *Artscanada*, Nos. 184-187. Thirtieth Anniversary Issue, Stones, Bones and Skin: Ritual and Shamanic Art: 90-93.

Wilson, Norman L., and Arlean H. Towne. 1978. "Nisenan." In *Handbook of North American Indians* (William C. Sturtevant, gen. ed.), Vol. 8: California (Robert F. Heizer, ed.), pp. 387-397. Washington: Smithsonian Institution.

Wittkower, E.D. 1970. "Trance and Possession States." *International Journal of Social Psychiatry* 16 (2): 153-160.

延伸閱讀

Achterberg, Jeanne. 1985. *Imagery and Healing: Shamanism and Modern Medicine*. Boston: Shambhala Books.

Doore, Gary (compiler and ed.). 1988. *Shaman's Path: Healing, Personal Growth, and Empowerment.* Boston: Shambhala Books.

Dossey, Larry. 1988. "The Inner Life of the Healer: The Importance of Shamanism for Modern Medicine." In *Shaman's Path: Healing, Personal Growth, and Empowerment* (Gary Doore, compiler and ed.), pp. 89-99. Boston: Shambhala Books.

Drury Neville. 1989. *Elements of Shamanism*. Longmead Shaftesbury, Dorset (United Kingdom): Element Books.

Eliade, Mircea. 1964. *Shamanism: Archaic Techniques of Ecstasy*. Bollingen Series 76. New York: Pantheon. Revised and enlarged from original French edition, 1951.

Foundation for Shamanic Studies Newsletter. 1988-. (Quarterly). Norwalk, Connecticut.

Grof, Stanislav. 1988. "The Shamanic Journey: Observations from Holotropic Therapy." In *Shaman's Path: Healing, Personal Growth, and Empowerment* (Gary Doore, compiler and ed.), pp. 161-175. Boston: Shambhala Books.

Harner, Michael. 1980. *The Way of the Shaman: A Guide to Power and Healing.* San Francisco: Harper and Row.

——. 1982. *The Way of the Shaman: A Guide to Power and Healing*. Second edition. New York: Bantam Books.

——. 1988. "Shamanic Counseling." In *Shaman's Path: Healing, Personal Growth, and Empowerment* (Gary Doore, compiler and ed.), pp. 179-187. Boston: Shambhala Books.

Lawlis, Frank. 1988. "Shamanic Approaches In a Hospital Pain Clinic." In *Shaman's Path: Healing, Personal Growth, and Empowerment* (Gary

Doore, compiler and ed.), pp. 139-149. Boston: Shambhala Books.

Nicholson, Shirley (compiler). 1987. *Shamanism: An Expanded View of Reality.* Wheaton, Illinois: Theosophical Publishing House.

Shaman's Drum: A Journal of Experiential Shamanism. 1985-. (Quarterly). Berkeley, California.

Townsend, Joan B. 1987. "Neo-Shamanism and the Modern Mystical Movement." In *Shaman's Path: Healing, Personal Growth, and Empowermen*. (Gary Doore, compiler and ed.), pp. 73-83. Boston: Shambhala Books.

The Other 3R

薩滿之路：

進入意識的時空旅行，迎接全新的身心轉化

The Way of the Shaman

作者／麥可・哈納（Michael Harner）
譯者／達娃
封面設計／斐類設計工作室
內頁排版／李秀菊
審稿／陳貞伮
特約編輯／簡淑媛
校對／簡淑媛、黃妉俐

國家圖書館出版品預行編目(CIP)資料

薩滿之路：進入意識的時空旅行，迎接全新的身心轉化／麥可・哈納（Michael Harner）作；達娃譯. -- 二版. -- 臺北市：新星球出版：大雁文化發行, 2023.07
面；　公分. -- (The other ; 3R)
譯自：The way of the shaman
ISBN 978-626-97446-2-6（平裝）
1.CST：心靈療法　2.CST：薩滿教
418.98　　112010137

新星球出版 New Planet Books

業務發行／王綬晨、邱紹溢
行銷企劃／陳詩婷
總編輯／蘇拾平
發行人／蘇拾平
出版／新星球出版
105台北市松山區復興北路333號11樓之4
電話／（02）27182001
傳真／（02）27181258
發行／大雁文化事業股份有限公司
105台北市松山區復興北路333號11樓之4
24小時傳真服務／（02）27181258
讀者服務信箱／ Email:andbooks@andbooks.com.tw
劃撥帳號／19983379
戶名／大雁文化事業股份有限公司
印刷／中原造像股份有限公司

二版 1 刷／2023年 7 月
定價：450元
ISBN：978-626-97446-2-6